バイオメカニズム・ライブラリー

生体のふるえと振動知覚
メカニカルバイブレーションの機能評価

バイオメカニズム学会 編
坂本和義＋清水 豊＋水戸和幸＋高野倉雅人―――【共著】

Biomechanism Library
Tremor and Vibratory Perception in a Living Body
Functional Evaluation of Mechanical Vibration
Sakamoto Kazuyoshi
Shimizu Yutaka
Mito Kazuyuki
Takanokura Masato

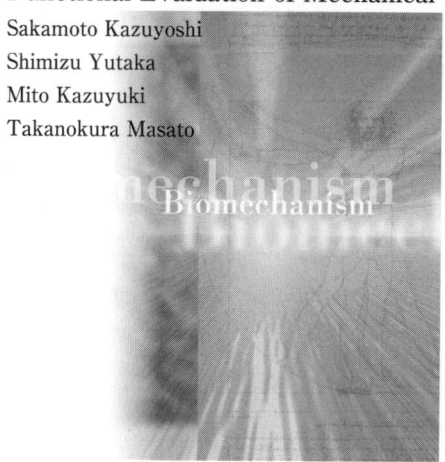

東京電機大学出版局

バイオメカニズム・ライブラリー発刊の趣旨

　バイオメカニズムとは，人間を含む生物の形態・運動・情報および機能との関係を，工学や医学・生物学などのさまざまな方法論で解析し，その応用を図る学問分野です．同様の研究領域を持つバイオメカニクスと対比させれば，単なる力学的解析ではなく，生物が本質的に内在している「機構」がキーワードになっているといえます．このこだわりが，その後，ロボット工学やリハビリテーション工学に大きく発展することになりました．

　バイオメカニズム学会の創立は1966年で，この種の境界領域を扱う学会としてはもっとも古く，隔年で出版される「バイオメカニズム」は，この分野を先導するとともに，そのときどきの興味と学問水準を表す貴重な資料にもなっています．

　バイオメカニズム・ライブラリーは多岐にわたるバイオメカニズムの方法論や応用例をわかりやすく解説し，これまでに蓄積されたさまざまな成果を社会に還元してさらに新たな挑戦者を養成するために企画されました．これからの高齢化社会で必要とされる身近な介護一つをとっても，バイオメカニズムの方法が負担の軽減や新たな商品開発に多くの示唆をもたらします．生物の仕組みを学ぶこのライブラリーが，これからの社会に求められるより柔軟な発想の源泉になれば幸いです．

バイオメカニズム学会
ライブラリー編集委員会

はじめに

　生理的振戦（振戦）を中心とした機械的振動や外部刺激による触覚などについての執筆を2年ほど前に依頼され，準備を進めてきた．全体の構想はスムーズにでき上がったが，いざ執筆に取りかかる段になると過去の膨大な論文や著書に圧倒された．そのため，脱稿が執筆依頼から2年半ほど遅れた．

　全体の構成は，第1部「生体内部から発生する機械的振動」と第2部「生体外部から発生する機械的振動」とした．第1部では生体から発生する生理的振戦（physiological tremor），震え（shivering），マイクロバイブレーション（microvibration, MV），筋音（muscle sound, MMG）について取り上げ，第2部では生体に外部から与える機械的振動による生体の反応（触覚や痛覚など）について取り上げた．各項目について，振動項目の定義，研究史，メカニズム，応用の4事項を記述するように努めた．

　われわれの研究室で博士論文の課題として，機械的振動の1つである"生理的振戦"の研究に携わってこられた苗鉄軍（発生モデルの数理方程式：現在，コンピューターコンビニエンス社），真壁寿（パーキンソン症の生理的振戦：現在，山形県立保健医療大学），山路雄彦（関節疾患者の生理的振戦：現在，群馬大学）の3氏の研究内容は，生理的振戦の執筆に欠かせない論文で引用させていただいた．

　機械的振動を執筆した主な理由を以下に述べる．

① 機械的振動に属す生体情報を調べると，振戦のほかに多くの生体情報が存在し，古くから研究されていることを改めて認識させられた．機械的振動は，振戦，マイクロバイブレーション，震え，心弾動図，全身振動，筋音図など

があり実に多彩である．これらの機械的振動のなかから，振戦，マイクロバイブレーション，震え，筋音図の4種の機械的振動を執筆の対象にした．これらの機械的振動はそれぞれに特徴があり，生体機能評価に有用な情報を与えると考えて取り上げた．

② 生体が電気振動を発生することは，カエルの筋肉の実験で1771年にGalvani L.が発見した．しかし，その後，生体の電気振動である筋電図，心電図，脳波などの研究は20世紀に入ってからである．一方，機械的振動の研究は，19世紀初頭にParkinson J.(1817)が病理的振戦を発見し，この分野の研究が開始された．また，多くの機械的振動の発生メカニズムや生体機能への評価研究が行われてきた．つまり，人類は機械的振動を最初に興味をもち研究を始めたといっても過言でない．しかるに現在，機械的振動の利用は電気的振動と比較して少なく，その有効性が広く知れわたっていないように思われる．機械的振動は身体の末端から得る身体全体の生体情報であり，電気的振動が局所的な振動であるのと比べると，より豊かな生体情報を含んでいる．最近の解析技術の進歩により有用な生体情報を抽出可能である．このことも，機械的振動を取り上げた理由の1つである．

　最後に，執筆者一同，たびたびの執筆延長にもかかわらず，心よくかつ我慢強く応対していただいたバイオメカニズム・ライブラリ企画担当の東京農工大学大学院共生科学技術研究院藤田欣也教授に心から感謝申し上げます．

　　2009年4月

　　　　　　　　　　　　　　　　　　　　　　　　　　　著者しるす

目　次

第1部
生体内部から発生する機械的振動

第1章　機械的振動とは何か？ ……………………………………………… 2
　1.1　機械的振動と電気的振動 ………………………………………………… 2
　1.2　機械的振動の分類 ………………………………………………………… 3
　1.3　機械的振動のまとめ ……………………………………………………… 7

第2章　機械的振動の測定方法　―センサーと増幅器について― ………… 9

第3章　振戦の特性と発生メカニズム ………………………………………… 12
　3.1　振戦の発生メカニズム …………………………………………………… 12
　　3.1.1　振戦の測定対象と研究対象　　12
　　3.1.2　振戦の発生メカニズムの研究史　　13
　3.2　振戦の実験的研究 ………………………………………………………… 16
　　3.2.1　手指の振戦：重量負荷のない場合　　16
　　3.2.2　上肢の振戦：重量負荷のない場合　　19
　　3.2.3　重量負荷における振戦（重量負荷実験）　　21
　　3.2.4　指を水に漬けた場合における指の重量負荷軽減時の振戦（浸水実験）　26
　　3.2.5　軽気球を利用した指の重量軽減時の振戦（気球実験）　　29
　　3.2.6　重力負荷, 浸水, 気球の3実験に基づく振戦の発生源の検討　　31
　　3.2.7　ばね負荷を課した場合の振戦（ばね負荷実験）　　33
　　3.2.8　振戦の応用例　　37

3.3 振戦の理論的研究 46
    3.3.1 振戦発生数理モデルの歴史　　46
    3.3.2 振戦発生数理モデルの構成　　47
    3.3.3 振戦発生モデルの方程式　　50
    3.3.4 振戦発生方程式の解法結果　　63
3.4 振戦のまとめ 65

第4章 マイクロバイブレーションの特性と発生メカニズム 67
4.1 MVの発生メカニズムの研究史 67
4.2 MVの実験的研究 70
    4.2.1 種々の測定部位のMVと姿勢によるMVへの影響　　70
    4.2.2 長時間タイプ作業によるMVへの影響　　73
    4.2.3 飲酒による拇指球部MVへの影響　　75
    4.2.4 睡眠中の眼瞼上MVの特徴　　76
4.3 MVのまとめ 79

第5章 震えの特性と発生メカニズム 80
5.1 震えとは何か？ 80
5.2 震えの発生メカニズム 84
5.3 震えのまとめ 86

第6章 筋音 87
6.1 筋音とは何か？ 87
6.2 筋音の発生メカニズム 88
6.3 筋音の測定手法 88
6.4 筋音の基礎的研究 90
    6.4.1 発揮筋力と振幅特性　　90
    6.4.2 発揮筋力と周波数特性　　92
    6.4.3 筋疲労における活動量と周波数特性　　93
6.5 筋音のまとめ 94

第2部
生体外部から受ける機械的振動

第7章 機械的振動の生成法 98
7.1 機械的振動の呈示条件 98
7.2 機械的振動呈示のためのアクチュエータ 99
  7.2.1 電磁型アクチュエータ　　99
  7.2.2 圧電型アクチュエータ　　101
  7.2.3 その他のアクチュエータ　　102
7.3 機械的振動生成法のまとめ 103

第8章 触覚における機械的振動の受容 104
8.1 触覚様相における機械的刺激覚 104
8.2 能動的触受容と受動的触受容 105
8.3 触覚と力覚 105
8.4 触覚における機械的振動受容のまとめ 106

第9章 機械的振動受容の生理的特性 107
9.1 機械的刺激受容の生理的機序 107
9.2 機械的振動の受容機構 108
9.3 機械的振動受容の周波数依存性 111
9.4 機械的振動受容の生理特性のまとめ 112

第10章 機械的振動受容の心理的特性 113
10.1 振動覚の絶対閾 113
  10.1.1 振動覚の周波数依存性　　113
  10.1.2 振動覚の刺激サイズ依存性　　115
  10.1.3 振動覚の温度依存性　　116
  10.1.4 振動覚の加齢による影響　　117
  10.1.5 時空間分解能　　118

10.2	振動覚の閾上特性	120
	10.2.1 振動強度と知覚強度の一般則　120	
	10.2.2 閾上における振動覚の加齢による影響　122	
	10.2.3 閾値に及ぼす加重効果　123	
10.3	順応とマスキング	127
	10.3.1 順応　127	
	10.3.2 マスキング　127	
10.4	機械的刺激点に対する仮想の定位や運動の知覚	129
	10.4.1 ファンタムセンセーション　130	
	10.4.2 仮現運動　130	
10.5	痛覚への影響	132
10.6	機械的振動受容の心理特性のまとめ	134

第11章　機械的振動の応用　135

11.1	感覚代行への応用	135
	11.1.1 感覚代行の概念　135	
	11.1.2 視覚代行への応用　136	
	11.1.3 聴覚代行への応用　138	
	11.1.4 重複障害支援への応用　139	
11.2	触覚表示と制御システムへの応用	140
	11.2.1 触覚情報表示への利用　140	
	11.2.2 システム制御への利用　143	
11.3	機械的振動応用のまとめ	144

参考文献 145

索引 162

第1部

生体内部から発生する機械的振動

　生体内部から発生する振動には電気的振動と機械的振動が存在する．電気的振動は，脳波，心電図，筋電図などが挙げられており良く知られている．一方，機械的振動は，あまり馴染みがないと思われるが，"ふるえ"といわれている．"ふるえ"は，震え（Shivering），生理的振戦（Physiological tremor），マイクロバイブレーション（Microvibration），筋音（Muscle sound）などに分類されており，それぞれ発生条件が異なるため区別されている．これら機械的振動は生体中の多くの神経系の発生源を有している．したがって，機械的振動の波形解析から複数の生体の機能（例えば，脳神経機能と脊髄神経機能）を評価できる特徴をもっている．実験的研究と理論的研究の両面から機械的振動を明らかにする．

第1章
機械的振動とは何か？

1.1 機械的振動と電気的振動

　生体の振動には，電気的振動と機械的振動がある．電気的振動は脳波，筋電図，心電図などであり，機械的振動は震え，生理的振戦，マイクロバイブレーションや収縮時の皮膚表面上の振動である筋音図など多く存在している．

　本書では，機械的振動について解説する．その理由はいくつか挙げられるが，主な理由としては，電気的振動は基礎研究や応用研究が多数行われており，発生メカニズムも解明されている．機械的振動はその存在すら一般に知られておらず，基礎的研究やその応用研究は少ない．

　意識，思考，行動などにより生物が活動するときに，脳神経系や脊髄神経系が活動して，目的を果たしている．これらの活動において，最初に発生する生体情報は電気的振動である．機械的振動は電気的振動により発生した筋肉の働きで，身体部位が動くことにより得られる．この過程において，機械的振動は脳神経の働き，筋に関する脊髄を介する神経の働きを含んだ情報をもっている．つまり，機械的振動は生体の情報を電気的振動よりも多く含んでおり，かつ全身的な情報を有している．したがって，機械的振動の波形解析を行うことにより，電気振動よりもより多くの生体情報を得ることができる利点を有している．

　例を挙げると，指を水平に保持する生理的振戦の場合を見ると，指を水平に保持するために，脳からの指令が発生し，次に指を動かす筋肉が働き指の水平を実現する．しかし，重力の影響で指は絶えず下方に引っ張られているので，反射神

経の働きで無意識に指を水平に保持するために筋収縮が行われる．また，意識的に指を水平に保持する動作は，脳神経と筋収縮のための神経との共同の働きである．指の振動を測定・解析すると，この共同の働きの振動情報が含まれている．波形解析の結果は，2種類の周波数成分が得られ，それぞれ発生源が異なることが認められ，機械的振動は全身的な情報を有していることを示してくれる．一方，電気的振動においては，脳波は頭部，筋電図や心電図は収縮する筋肉でそれぞれ発生しており，局所的な情報である．機械的振動は，複数の機能の情報を有しているところが電気的振動とは異なっている．

1.2 機械的振動の分類

生体の機械的振動には，振動の振幅が大きく，目視できる①"震え"（Shivering）と，振幅が小さく目視できない，②"生理的振戦"（Physiological Tremor），③"マイクロバイブレーション"（Micro-Vibration），④"心弾動図"（Balistocardiogram），⑤"全身振動"（Whole body micro-vibration），⑥"筋音図"（Muscle sound または Mechanomyogram）が存在する．これらをまとめて生体の機械的振動と呼んでいる（表1.1）．

表 1.1 生体振動の分類と主要周波数

生体振動		主要周波数
機械的振動	震え（Shivering）	10Hz
	生理的振戦（振戦，tremor）	10Hzと部位に依存する周波数（指 25Hz；上肢 3Hz）
	マイクロバイブレーション（MV）	10Hz
	心弾動図（BCG）	0.5〜4Hz
	筋音図（MMG）	21〜30Hz（単収縮）
	全身振動（Whole Body Vibration）	0.5〜4Hz
電気的振動	脳波（EEG）	2〜30Hz（安静時 10Hz）
	心電図（ECG）	0.5〜4Hz
	筋電図（EMG）	30〜300Hz
	眼球電位図（EOG）	数Hz以下（追従運動，睡眠時 REM）

寒い部屋に居る場合や感情が高ぶった場合などに体全体や腕などの部位に起こる眼に見える振動が"震え"である．"生理的振戦"（以下，"振戦"と称す）は，指，手，前腕，下腿，下肢，上肢，体幹など，身体部位の振動で，眼に見えない程度の小さい振動である．生理的振戦は，健常者の振戦のことを指し，疾患者の振戦を病理的振戦として区別している．さらに，安静時，姿勢保持時，運動時により分類されている（柳沢信夫，2007)[39]．

　マイクロバイブレーション（以下，MVと称す）は，皮膚表面上の振動であり，眼に見えない程度の小さい振動である．手掌の親指の付け根における肉厚の部分（拇指球）や瞼の上などから測定された例が多く報告されている[25]．

　筋音図は，筋肉の収縮時における，収縮している筋における皮膚表面上の振動である．MVと筋音図との差異は，MVは筋肉を収縮させずに安静にしているときの皮膚表面上の振動であり，筋音図は筋肉が活動しているときの皮膚表面上の振動である．

　MVと類似している生体情報に心弾動図がある．心弾動図は，心拍の鼓動が全身に伝播する．ベットに寝た状態の場合に，心拍振動の反動としてベットが心拍動の伝播と反対方向に振動する．この反対方向の振動が心弾動図であり，力学的な全身振動である（真島英信，1986)[22]．心弾動図とMVは，生理学的研究においては異なる結果を示している（Rohracher, H., 1955[28]；稲永和豊，1961 & 1966[24, 25]；Ozaki, T, 1962[26]）．

　MV波形を測定してみると，心弾動図成分を含むが，それ以外の周波数成分の波形を示している（稲永和豊，1966, pp. 46-47)[25]．皮膚表面の血管が心拍動の働きで圧力を受け，その周囲の筋肉が影響を受けて筋肉の振動が起こるためである．心弾動図とMVは異なるとしている報告は，動物の心臓を摘出後に心弾動図は消失するが，摘出約30分後にMVは認められることを1つの根拠にしている[25]．

　一方，筋肉の収縮に関する求心性神経（感覚神経）を脊髄付近で切断するとMVは心弾動図成分のみになるので，両者の波形は同一となることをBuskirk and Fink[23]が報告している（Buskirk C.V. and Fink R.A., 1962)[23]．これらの結果を総合すると，MV波形は心弾動図波形を含んでいるが，心弾動図以外に筋

活動の情報も含んだ生体信号と考えることができる．

　全身振動は，立位保持時の体幹の揺らぎである．

　筋音図は，筋収縮時に筋線維の参加の度合いにより皮膚表面上に機械的振動が発生する．筋音図の発生メカニズムは明らかにされている．筋音図発生過程は，筋電図の発生により筋線維の収縮が発生し，その後に筋線維の収縮力は腱に集約されて筋収縮力となり関節を動かす（三田勝已，2002）[41]．筋音図波形は筋線維のタイプにより異なり，筋収縮力や力の調節力の研究に応用されている．

　一方，生体の電気的振動には，脳波（Electro-Encephalogram：EEG），筋電図（Electro-Myogram: EMG），心電図（Electro-Cardiogram：ECG），眼球電位図（Electro-Oculogram：EOG）などが存在する．

　これら電気的振動は，発生源が局所的であることが特徴である．つまり，脳波は脳，筋電図は筋肉，心電図は心臓，眼球電位図は眼球とそれぞれの器官からの発生源が特定されている．

　機械的振動においては，発生源が特定されているものは筋音図と心弾動図である．特定されていないものは震え，振戦，MVである．これらの発生源として考えられるのは，脳と反射神経系と心臓の3種であり，すべてが発生源と考えられている．これら3種の機械的振動は3種の発生源のうちで，いずれかが優位に働いている．震えの主要な発生源は脳であり，振戦のそれは主に脳と反射神経であり，MVは主に心臓の拍動（心拍動）であると考えられている（Usui T. et al., 1984）[17]．

　振戦は，部位を一定の姿勢で測定することが多い．例えば，人差し指を水平に保持して指の振動を測定する．一定時間における指の保持は，脳からの指令で行われるが，同時に無意識に保持する反射神経も働いている．MVは，部位を固定して皮膚上の振動を測定しており，振動の源は心臓の拍動（心拍動）である．震えは，体の温度の低下や感情の高ぶりなどで発生する．温度の影響は，自律神経の働きにより，反射神経系が働く．また，感情の変化は脳の働きであり，震えを発生させる．

　以上述べたように，機械的振動である震え，振戦，MVは主要な発生源が異な

っている．しかし，主要周波数には共通性が見られる．震えの波形の周波数スペクトル（パワースペクトル）は単峰性であり，その主要周波数は10Hzである．MVも周波数スペクトルは単峰性であり，主要周波数は10Hzである．振戦は10Hzと部位の質量に依存する周波数の2種で構成されている．震え，振戦，MVに共通する主要周波数は10Hzである．一方，電気的振動の脳波は，安静時に10Hzを有する（表1.1）．この10Hzの周波数は，アルファーリズム（α rhythm）と呼ばれている．これらの結果は，機械的振動（震え，振戦，MV）は脳である上位中枢の影響を受けていることを示している．心弾動図は10Hzの周波数成分がないので上位中枢の制御は受けず，心拍動が主な原因である．

生体から発する種々の振動の研究に関する歴史を表1.2に示した．生体から得た情報の最初は，1771年にガルバニー（Galvani L.）がカエルの脚を用いた"生物電気の発見"により始まる．その後，電池の研究へと発展するが"生体の電気現象"の研究は，検出技術と測定技術が進んでいなかったため，20世紀まで待たねばならなかった．

機械的振動の研究は生体の電気現象の研究よりも早い．

パーキンソン（Parkinson J.）[12]が**病理的振戦**を19世紀前半の1817年に報告

表1.2 生体の機械的振動と電気的振動の研究史

生体の機械的振動	研究開始年	研究者
振戦（病理的振戦）	1817	Parkinson J.F.
振戦（生理的振戦）	1876	Beaunis HE.[2]
筋音図	1885	Herroun E.F. & Yeo G.F.[40]
心弾動図	1905	Henderson Y.[21]
震え	1924	Sherrington C.S.[37]
MV	1944	Rohracher H.[27]
全身振動	1959	Corti U.A.[20]
生体の電気的振動	研究開始年	研究者
筋電図（生物電気）	1771	Galvani L.
心電図	1903	Einthoven W.[22]
筋電図（誘発筋電図）	1922	Hoffmann A.A.[22]
脳波	1929	Berger H.[22]

している．これは，パーキンソン病の観察から身体部位の振動を見出したものである．その後，機械的振動では，健常者の機械的振動である**生理的振戦**が1876年にBeaunis H.E.により報告されたことをFriendlander W.J.は述べている[2]．

筋音図は，1885年にHerroun E.F. & Yoe G.F.[40]が筋収縮に伴い発生する機械的振動を測定したのが研究の最初である．これ以前には，Grimaldi F.M. (1665)やWollaston W.H. (1810)の報告があるが，筋音の発見に留まっている．測定装置を用いて研究が開始されたのは1885年以降である．

20世紀初頭（1905年）には**心弾動図**がHenderson Y.[21]により報告された．

そして，20世紀の中頃（1944年）に**MV**がRohracher H.[28]により，全身振動がCorti U.A. (1959)[20]によりそれぞれ報告された．機械的振動は種類が多く発生源も異なっている．

一方，電気的振動については，生物電気の発見は早かったが，当時の測定技術では生物電気を測定して行う神経系の研究にまで発展しなかった．20世紀に入って電子技術の発展に伴って，心電図（1903年），神経への電気刺激による筋収縮現象である誘発筋電図（1922年），脳波（1929年）と発見されており，生体の神経系の機能が明らかになってきた（表1.2）．

機械的振動と電気的振動の発見の経緯をみると，機械的振動の観察や測定が電気的振動よりも取り組みやすかったものと考えられる．そして，いずれも現象の測定から発生の仕組みへと研究が進展してきた．

3章以降では，本書の課題である"震え"，"振戦"，"MV"，"筋音図"について，測定の結果と理論の結果を基に，発生の仕組みや応用研究を紹介する．

1.3　機械的振動のまとめ

生体情報の最初の発見は，Galvani L.により1771年に生物電気として見出されたが，その当時の測定技術では，発生メカニズムの解明には至らず，生体情報の研究は停滞していた．19世紀に入ると，機械的振動の研究は，1817年にParkinson J.によるパーキンソン症の発見に始まり，多くの機械的振動（心弾動

図，震え，MV，筋音図）が発見され研究が進められた．一方，電気的振動は，Einthoven W.による心電図の発見が1903年である．その後，1922年にHoffmann A.A.により筋電図が，1929年にBerger H.により脳波が発見されている．電気的振動の発見と研究は機械的振動のそれらと比較すると研究の開始は遅れている．

　以上述べたように，生体情報の発見と発生源の経緯をみると，機械的振動は研究の歴史が電気的振動よりも早く，多くの人々の興味を引いたことが推測される．また，機械的振動の測定技術は電気的測定技術よりも取り組みやすかったと考えられる．

　機械的振動は主要な発生源の違いと測定条件によって分類されている．それぞれ発生周波数の数や個数が異なっており，発生メカニズムに特徴がある．

　脳波，筋電図，心電図などの電気的振動は発生源が局在化しているが，震え，振戦，MVなどの機械的振動は多くの発生源を有していることが特徴である．それぞれの機械的振動は波形解析を行うことによって発生源を探り当てることができる．また，どの発生源が主要因かも調べられるので，発生メカニズムを解明することが可能になる．

第2章
機械的振動の測定方法
―センサーと増幅器について―

機械的振動（振戦，MV，Shiveringなど）の検出方法について述べる．実験システムを図2.1に，センサーを図2.2に示す．

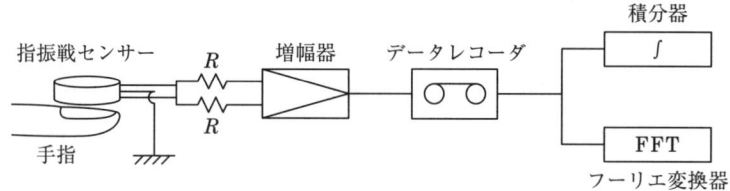

図2.1 振戦の測定システム

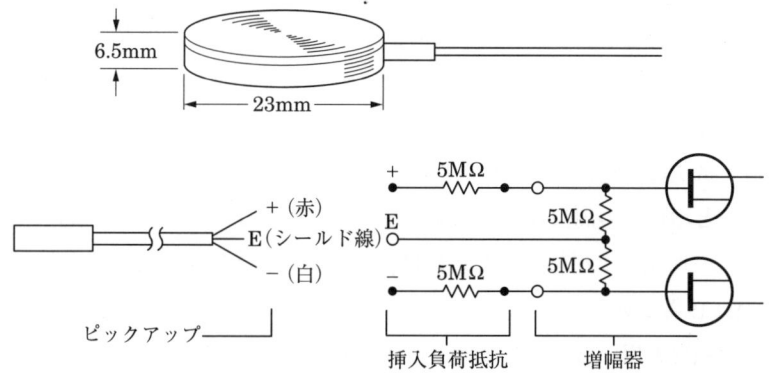

図2.2 振戦センサー（圧電素子：MT-3T，日本光電）の場合の増幅器との接合条件（増幅度の周波数特性を上げるために挿入抵抗を用いる．振戦センサーの重量は3g，検出方向は円盤の垂直方向，加速度1Gにおいて170mV発生，振戦の場合は，加速度0.02G程度で340μV発生）

測定され得る機械的振動は，振戦，震え，MV および全身振動，筋音図などであり，測定される機械的振動は，30Hz 以下の周波数を有する特徴がある．そして，筋音図の振動周波数範囲は 500Hz までであり，他の機械的振動より高い周波数特性を有している．また，筋音の振動の振幅は振戦や MV よりも高いので，筋音専用のセンサー（例，500mV/G）が用いられている．振戦や MV のセンサーでは測定された信号（電位）が大きすぎるので，これよりも感度の低いものを用いて検出する．

　センサーについて述べる．センサーの出力原理は，振動の機械的エネルギーを，圧電素子を用いて電位に変換する．この型は圧電型センサーと呼んでいる．

　発生した電位を増幅する方法にいくつかあるが，よく用いられているのは①発生した電位をそのまま増幅する方法と，②電位を電荷に変換して電荷を増幅する方法とがある．

　①については低周波増幅器を用い，増幅度と増幅周波数範囲が測定条件に合えば特定の増幅器は必要ない．②については電荷の増幅を行うため，特定の増幅器が必要である．したがって，1 つのセンサーに 1 台の増幅器を用いるので，同時に数箇所で振戦を測定する場合は，センサーの数だけ増幅器を用いる必要があり，測定装置は高価になる．

　①の方法で使用されるセンサーの例として，MT-3T（日本光電製）がある．

　形状は図 2.2 の上段に示してある．MT-3T は特定の増幅器は必要ないが，センサーと増幅器の間に直列に挿入抵抗が必要である．図 2.2 の下段に使用例を示した．挿入抵抗は増幅器の入力抵抗程度（1MΩ 程度）が必要である．この理由は，センサーと増幅器の周波数特性が挿入抵抗に依存するためである．振戦の周波数成分を高い増幅度で増幅するためには，挿入抵抗は 10MΩ（図 2.2 下段の例）から 20MΩ 必要である．

　②の増幅器を用いるセンサーは，形状が前者の増幅器で使用するものよりも小型になる．その形状は測定する振動の大きさによる．振戦などの生体振動用では，形状例は長方形で縦横が 4mm の正方形をなし，長さが 13mm と小型で，接着型（例：111BW，NEC 三栄製）が市販されている．増幅度の周波数特性は数 Hz か

ら1kHzまで一定であるので,センサーと増幅器との間に挿入抵抗は必要ない.

　筋音図については,振動の振幅は振戦やMVよりも高いので,筋音図専用のセンサー感度(例,500mV/G)が用いられている.センサーは種類があるが,加速度型,容量型(コンデンサーマイクロホン型)が多く使用されている.振戦やMVのセンサーでは測定された信号(電位)が大きすぎるので,これよりも感度の低いものを用いて検出する.また,専用の筋音計が市販されている.機械的振動は,上記の加速度型のセンサーを一般に用いて検出されている.

第3章
振戦の特性と発生メカニズム

3.1　振戦の発生メカニズム

3.1.1　振戦の測定対象と研究対象

　第2章で機械的振動を概略した．そのなかで振戦（生理的振戦，Physiological Tremor, Tremor）の研究史と特徴を述べたので，繰返しになる部分があると考えるが，振戦の内容を明確にするために，改めて定義しておこう．

　振戦は身体部位の機械的振動であり，目視できない微小な振動である．そして，意識的ないし無意識的な姿勢保持中や動作中に発生する．身体部位は頭部，上肢，前腕，手，手指，体幹，下肢，下腿，足などが主な測定対象である．

　振戦の測定と解析によって，身体部位を働かせている"関節の機能"を評価することが可能である．また，関節を機能させる"筋の機能"を評価することが可能である．筋の機能は神経系の機能を評価することになり，脊髄神経系と上位中枢（脳）神経系とを評価することになる．

　関節の評価では，多くの関節疾患が対象である．頚椎障害，五十肩，腰痛，膝関節症，足関節障害など多くの障害が対象である．筋の機能では，筋疲労の評価が可能である．上位中枢神経系機能では，パーキンソン症の評価が可能である．

　次項では，振戦発生源のメカニズムの研究史について述べる．3.2節では，種々の条件下における実験的研究の結果を示す．3.3節においては，それらの実験結果を説明するために振戦の発生モデルを提示する．発生モデルにおいては，

脊髄反射神経系と上位中枢神経系を発生の主要な要素と捉えて振戦発生のモデルを示し，振戦発生方程式を求めた．理論的に求めた方程式を解くことにより，振戦の主要周波数と主要周波数における振幅を求めた．さらに，実験的に求めた振戦の主要周波数と振幅を比較して，理論式が振戦の発生メカニズムを解明する有効な手段であることを示す．

3.1.2 振戦の発生メカニズムの研究史

振戦の研究は疾患者の振戦が先行した．1817年にジェームス・パーキンソン（Parkinson J.）がパーキンソン症者の振戦（病理的振戦）[12]を研究した．その後，1876年にBeaunisにより健常者の振戦（生理的振戦）の研究が報告されたことをFriendlander W.J.[2]が述べている．振戦の研究は，19世紀の初頭から開始されており研究の蓄積がある．振戦は身体部位の機械的振動であり，身体部位を駆動する筋の不随意的収縮ばかりでなく，随意的収縮をも含んでいる．不随意的な機械的振動のみであるMVとは異なるところである．特に，随意的動作の際に伴う振戦は進化の進んだ人間と猿にしか見られない特異な現象とされ，上位中枢との密接な関係が認められる．振戦の発生メカニズムについては，(1) 脊髄反射説，(2) 上位中枢説，(3) 身体部位を駆動する筋の機械的振動説，(4) 心弾動図説が提案されてきた．以下にそれぞれの説について概説しよう．

(1) 脊髄反射説

Horsley V. and Schaefer E.A. (1886)[13]は，動物（猿，犬，猫，家兎など）の筋肉と人間の筋肉に電気刺激を行い，8～13Hzの周波数の発生を見た．この結果から，振戦の発生が瞬時に認められることから脊髄反射であると結論づけた．Halliday D.M. and Redfearn J.W.T. (1956)[9]は，上腕を圧迫（虚血）することにより求心性神経の伝達路が阻害されると，指の振戦が消失することから脊髄反射説をとっている．Lippold O.C.J. (1959, 1970)[20, 21]は，猫の求心性神経が脊髄に入る箇所（後根）の切開（遮断）により12Hz成分の消失を得た．この結果から脊髄反射説を唱えた．

1970年代後半になると，パーキンソン症の振戦の原因は脳にあることは明ら

かであるので，振戦の発生は脊髄反射説のみでは説明がつかないことが示された．また，振戦モデルの運動方程式から脊髄反射以外の発生源が存在することが示された（Rack, 1978）[34]．周波数帯としては4～6Hz成分が示された．4～6Hzの低周波帯は長い神経系回路と考えて発生源は上位中枢とし，8～13Hzの高周波帯は短い神経系回路は脊髄反射とした．Watanabe A. and Saito M.（1984）[53]も2種のスペクトル（2重線）について同一の結論を示している．

その後，Lippoldのグループ（Gottlieb and Lippold, 1983）[8]は，反射系は伝達に2種あり，反射信号を早く伝達するループと遅く伝達するループが存在するとして，2つの周波数帯は依然，脊髄反射により発生すると述べている．

発生源においては決着が示されていないが，パーキンソン症振戦の発生は脊髄反射のみでは説明がつかないので，Lippoldのグループの説は理解が得られにくいと考える．しかし，脊髄反射において遅く伝達するループの生理学的な抑制系の検証が得られれば，振戦の発生メカニズムに新たな展開が期待されると考えられる．

(2) 上位中枢説

上位中枢説はかなり古くから唱えられた．Travis L. E.and Hunter T.A.（1931）[48]は，手指に金属片を貼り磁場の中に手を意識的に保持することにより磁束密度変化が測定され，この変化を振戦とした．

3種の振戦の周波数帯域（8～12Hz, 40～50Hz, 100～150Hz）を得た．この場合，測定は指の振動の振幅成分を増幅して測定しており，指の振動の加速度成分を測定はしていない．したがって，振戦の振幅は加速度による検出と比較して小さく，周波数帯の検出精度は低いと考えられる．測定の結論は意識的に指を保持した条件から，これらの振動は上位中枢が発生源としている．Jenker F.L. and Ward A.（1953）[16]は，猿（Macacus Mulattis）の延髄網様体の電気刺激により振戦が発生することを示し，上位中枢説をとっている．大江千廣（1974）[30]は，パーキンソン症者の脊髄後根の切断では振戦が消失しないことから，上位中枢説を報告している．

(3) 身体部位を駆動する筋の機械的振動説

Marshall J. and Walsh E.G.（1956）[24]は，前腕を上げて随意的保持をしたり，

吊るした紐に前腕を架けて不随意的保持をした場合でも，振戦周波数は8～13Hzの同一周波数帯を得た．この結果から，脊髄反射と上位中枢からの発生を否定した．そして，前腕筋の機械的振動によるとした．しかし，前腕の筋電図と振戦の直接的関係は示されなかった．Stiles R.N.（1976）[42]は，手を長時間保持させて振戦を測定し，周波数と振幅の変化の結果から筋の機械的振動以外に反射神経系の関与を述べている．機械的振動説のみでは，振戦の発生源は説明できない研究経過をたどっている．

(4) 心拍動による心弾動図説

Brumlik J.（1962）[4]は，犬の脊髄切断によって振戦が消失しないことから脊髄反射説を否定している．さらに，心電図のR波の間隔が長くなると振戦の振幅が低下することから心弾動図説を支持している．また，筋の随意的収縮時にも振戦が得られることから上位中枢の関与も認めている．

Buskirk C.V. and Fink R.A.（1962）[5]は，犬で実験を行い，脊髄前根と後根の両方を切断後，振戦が消失したことを確認した．また，心臓を摘出後に振動が消失するので，心弾動図説を支持している．ただし，当時の研究では，部位の振動である"振戦"と部位を固定したときに見られる皮膚表面の振動である"マイクロバイブレーション(MV)"とは区別されていなかったようである．神経系や心臓摘出によっていずれの機械的振動も消失したという結果であった．

(5) 上記の(1)から(4)の諸説の共通性

振戦の発生原因を，脊髄反射，上位中枢，筋の機械的振動，心弾動図などそれぞれ1つの要因で説明する説が振戦研究の初期に現れるが，実験を進めていくうちに複数の要因が必要となる研究経過をたどってきた．発生要因は複数存在し，いずれも要因であると考えられる．なお，解剖学的見地から"ふるえのメカニズム"のタイトルで振戦の解説が報告されている（大江千廣，2007）[31]．

問題は，どの要因が主要な要因なのかということである．そのためには，種々の条件における事実，つまり実験やモデルの解析が必要である．次節以降においてそれらを示そう．

3.2 振戦の実験的研究

　手指，手，前腕，上肢などの部位における振戦の測定結果について示し，それらの違いと類似点を見てみよう．また，種々の部位の振戦波形を波形解析にて処理したパワースペクトルから，部位の振戦における特徴と発生メカニズムについて実験的観点から示してみよう．

　第3章で示す振戦は，分類上は"姿勢振戦"に属する．身体部位を，一定の姿勢を保持した状態で振戦を測定していることに注意をしてほしい．一定の姿勢をとらない"安静時振戦"も分類にあるが，姿勢振戦のほうがスペクトルの波形において明確なピーク周波数が得られる利点がある．

3.2.1　手指の振戦：重量負荷のない場合

　測定方法と結果を中心に説明する[36]．

　測定時の測定姿勢を図3.1に示す．測定された人差し指の振戦の加速度波形例を図3.2に示す．振戦の波形は，一見不規則に見えるが，フーリエ変換によりパワースペクトルを求めてみると，2つのピークを有している．他の指も同様のスペクトルを示す．手指の5指すべての例を図3.3に示す．共通しているのは，1つのピークは，10Hz付近に見られ，いわゆるアルファリズムを有している．もう1つのピークは20Hzから30Hz付近に見られる．親指と小指は高い周波数のピークが30Hz付近まで広がったスペクトル分布をしている．

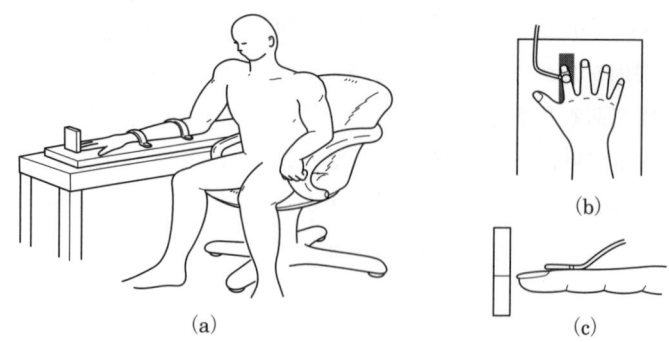

図3.1　指の振戦測定時の姿勢（椅座位姿勢）

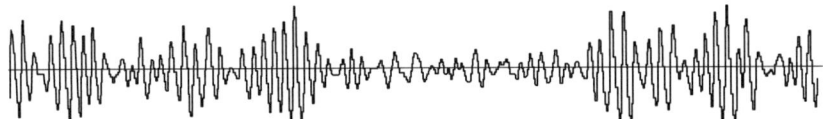

図 3.2 人差し指の振戦測定波形（加速度成分波形）

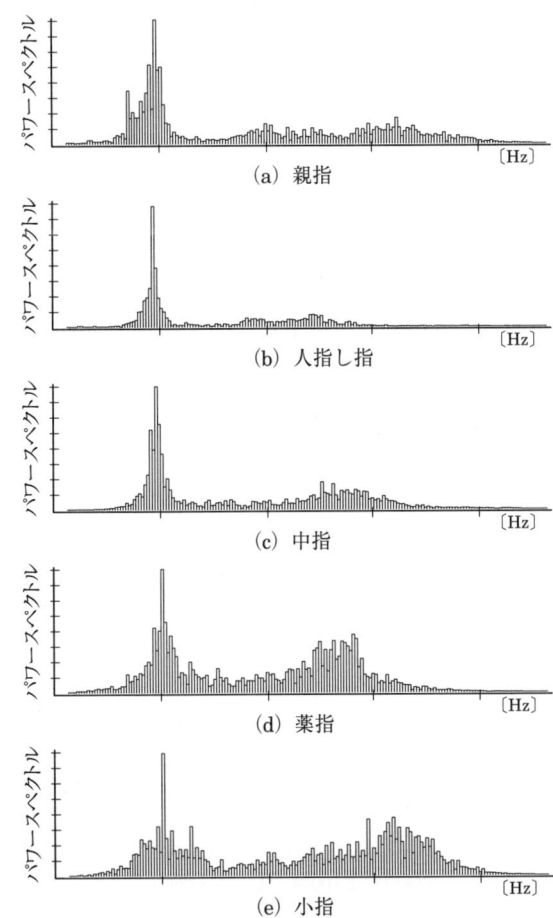

図 3.3 手指5指のパワースペクトル
例（(縦軸；パワースペクトル, 横軸；周波数, 10Hz単位），
上から；親指 (thumb), 人差し指 (index), 中指 (middle), 薬指 (ring), 小指 (little)）

各指のパワースペクトルを一定の周波数範囲（1.5〜50.0Hz）で合計（積分）する．このスペクトルの合計値をトータルパワーと呼ぶ．人差し指のトータルパワーを100％として他の指の値を比率で求めると，図3.4の結果を得る．

この結果は，人差し指が最も振動の振幅（加速度）が大きく，中指と薬指は同程度の振幅を示し，それらの指の振幅は人差し指の約80％である．小指の振動の振幅は人差し指の65％程度であり，親指の振幅が最も小さく，人差し指の約半分である．親指は測定時に床面に対して水平に保つことはできず，親指面が少し上向きに傾くので，床面に対して垂直方向の振動成分は小さく評価されるためである．また，指によって振幅が異なるのは，指の動きを支配している手や前腕の筋肉の違いに起因している．

このように，指による振戦の振幅が異なるので，振戦を測定するときには，どの手指で測定したのかを明記する必要がある．健常者や疾患者の振戦を測定するときには，振幅の大きい人差し指で測定したほうが振戦の発生源の変動を捉えるのに都合がよい．

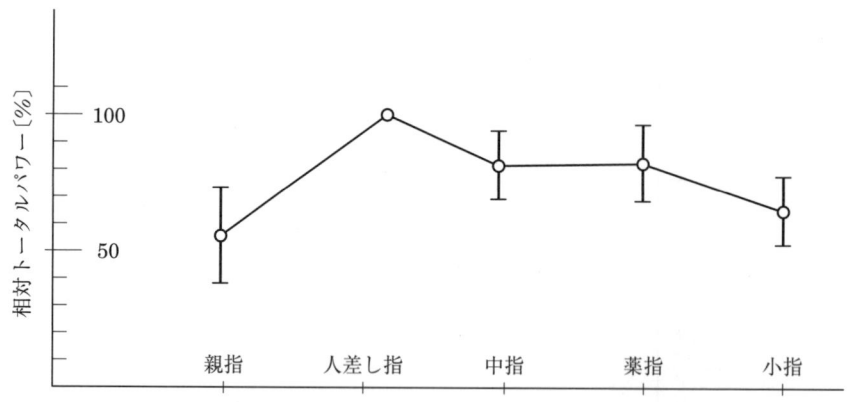

図3.4 手指5指における振戦のトータルパワー（TP）の比較．
人差し指のTPを100％とした相対的トータルパワーで表示

3.2.2 上肢の振戦：重量負荷のない場合

測定方法と結果を中心に説明する[43]．

指，手，前腕，上肢の4部位について振戦を測定した例を示す．測定状態を図3.5の(a)〜(d)に示した．測定した各部位の原波形の例を図3.6に示した．測定部位の質量が大きくなるにつれて振動周波数が低下し，振幅も減少している．パワースペクトルの例を図3.7に示す．パワースペクトルのピーク周波数に注目してみると，図3.8の結果が得られる．図中に示した理論値（theoretical result）は，3.3節で述べる発生メカニズムの数理モデルで求めた結果である．

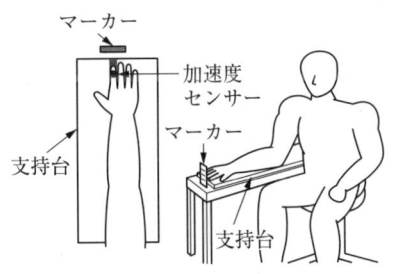

(a) 手指の振戦の測定姿勢（測定指は溝のある箇所に置き，水平に保持する．測定指以外の指は測定台に載せる）

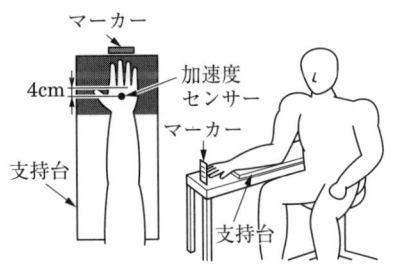

(b) 手の振戦の測定姿勢（手の掌を下にして，手を溝のある箇所（図の左側上部）に置き，水平に保持する．前腕は測定台に載せる）

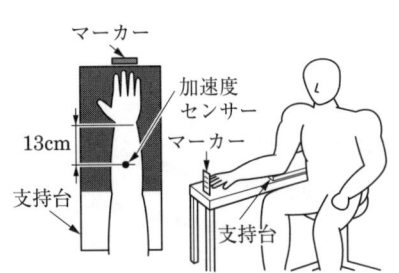

(c) 前腕の振戦の測定姿勢（手と前腕を溝のある箇所（図の左側上部）に置き，水平に保持する．肘は測定台に載せる）

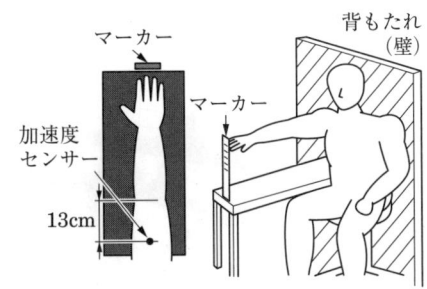

(d) 上肢の振戦の測定姿勢（上肢を水平に保持する．背中を壁に接触させて体幹が動かないようにする）

図 3.5　振戦の測定姿勢

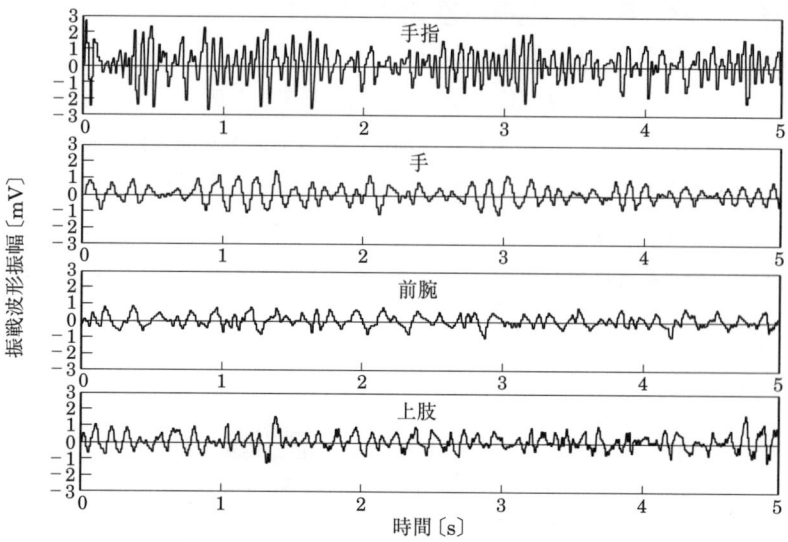

図 3.6 上肢部位の振戦波形：上から手指(Finger)，手(Hand)，前腕(Forarm)，上肢(Upper Limb)

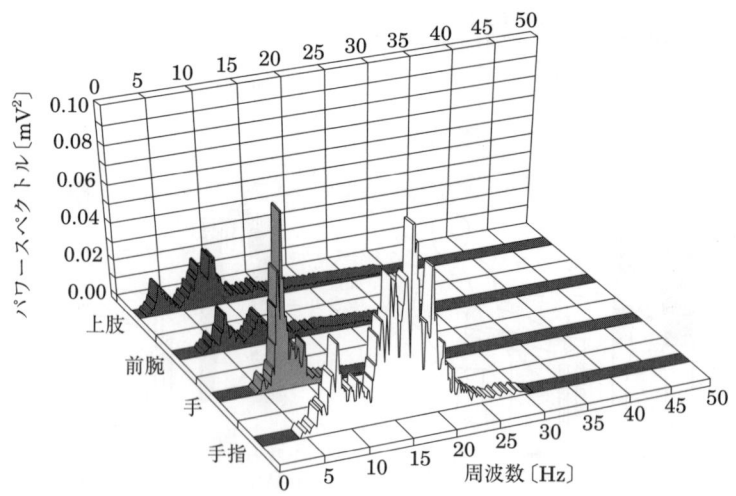

図 3.7 上肢部位のパワースペクトル例(縦軸：パワースペクトル[mV^2]，横軸：周波数[Hz])

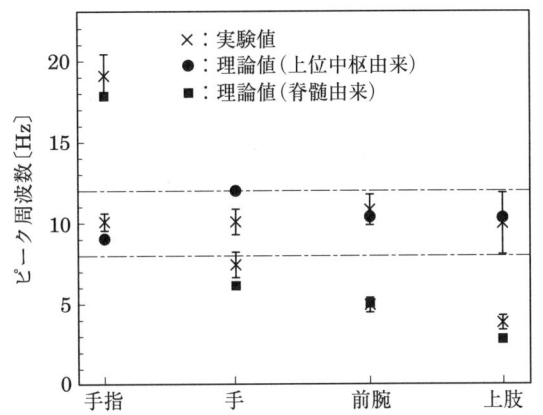

図 3.8 上肢部位の振戦のピーク周波数（実験値（平均値）と理論値）：
手指(Finger)，手(Hand)，前腕(Forearm)，上肢(Upper Limb)の
4部位のピーク周波数は，アルファ（8〜13Hz）成分を共通に示す

　これら4部位で共通している点と異なる点について述べると，共通している点は，10Hz付近にピーク周波数を有していることである．つまり，アルファリズム（8〜13Hzの周波数を有する波形）を示している．異なる点は，部位の質量が大きいほどピーク周波数は低下していることである．手指では20Hz付近に存在しているピーク周波数が，手では6Hz付近に，前腕では5Hz付近に，上肢では3Hz付近に得られる．

　上肢振戦は，肩関節障害者の評価に応用されている[39]．

3.2.3 重量負荷における振戦（重量負荷実験）

　指に重量負荷を課した場合の振戦と指を働かせる前腕の筋肉の筋電図について述べる．実験システムと測定姿勢を図3.9と図3.10に示す．親指と小指の振戦のスペクトルについて，周波数領域が他の指のそれらと比べて広い点が特徴であるが，全体的には5指のパワースペクトルは2つのピークを有する点において類似している（図3.3）．したがって，どの指で負荷を課しても重量の影響は見ることができる．無負荷（NL）および重量負荷（30gから100gまで）の振戦の結果を図3.11に示す．

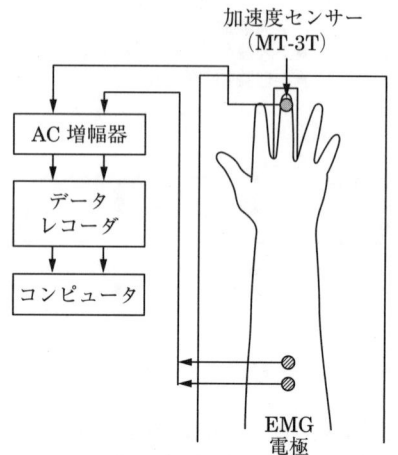

図 3.9 振戦と筋電図の測定システム：
測定手指（中指）に重量負荷を課したときの振戦測定センサーと，中指を水平に保持するための筋活動を測る筋電図（EMG）測定電極．姿勢は椅座位

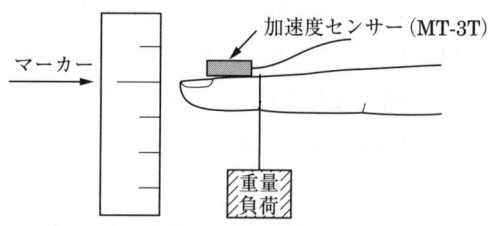

図 3.10 手指の振戦に重量負荷を課した場合の指の保持姿勢：
指先のマーカー（目盛）を目視して，指を水平に保持する

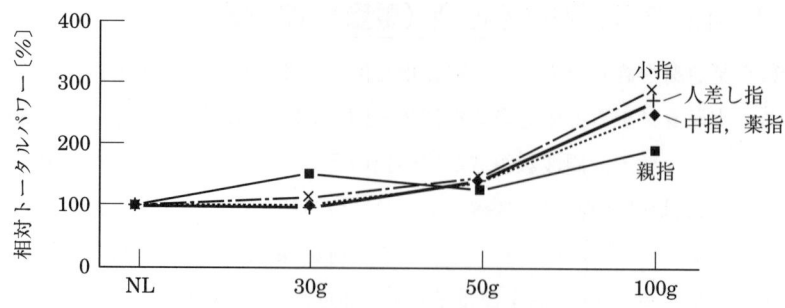

図 3.11 5指それぞれに重量負荷を課した場合の相対トータルパワー[37]：
各指において無負荷時を100%としている（相対的表示）．NLは無負荷を示す．

トータルパワーの定義については3.2.1項ですでに述べた．それは一定の周波数領域（1.5～50.0Hz）におけるパワースペクトルの合計値（積分値）である．トータルパワーを求めて，条件間の比較を行う．図3.11では，指に対して無負荷のトータルパワー値を100％として，種々の重量負荷時のトータルパワー値を相対的に表している．この処置は個人差を除くために行っている．図3.11においては，親指のトータルパワーの変動が他の指の値よりも少ない．いずれの指についても重量が増加するにつれて相対的なトータルパワーは増加している．特に，100gの重量は他の重量の場合よりもトータルパワー値の増加が顕著である．重量負荷が100gにおいては，親指の場合は無負荷（図中のNL）に対してトータルパワーが2倍であるが，他の4指は2.5倍から3倍と大きい．

次に，100gを超えた重量負荷の測定結果について述べてみる．中指について重量負荷をさらに増やして200gまで課したときの振戦と筋電図のトータルパワーの結果を図3.12で示す．ここで示している重量負荷は，筋肉に疲労を与えない短時間（数秒間）の負荷の結果であることに注意されたい．

この重量負荷においては，指の質量と長さの平均値を0.023kgと0.082mと見積もると，重量200gは指の平均重量に近い．また，このときのモーメントは，1.89×10^{-3} kg·mとなり，被験者に与える重量負荷は大きい[44]．

重量の増加は，振戦の加速度波形についてのトータルパワーの増加に比例していることを示しているので，振戦のトータルパワースペクトルの値から重量負荷

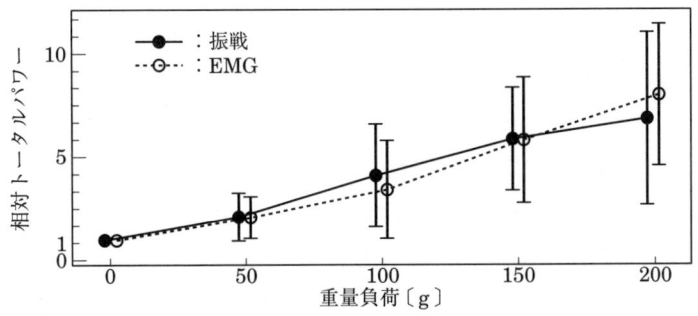

図3.12 中指に重量負荷200gまで課したときの振戦と筋電図(EMG)の相対トータルパワー[1]：無負荷時のトータルパワーを1とした相対表示

は推定可能である．図3.12は，無負荷のトータルパワーを基準 (1) として，重量負荷のトータルパワーを相対的に表示している．中指を働かせる前腕の筋（総指伸筋）の筋電図の相対的パワースペクトルも振戦と同様の結果を示している．つまり，振戦の結果は筋電図の結果とも相関があることを示している．

以上の手指への重量負荷の結果から，振戦はパソコンを用いた入力作業など手指を使用する作業負担の評価が可能で，各指についてトータルパワーを算出して，負荷前後のトータルパワー比を求めることにより，手指間の負担評価や作業時間や作業内容による影響の評価に適用される．

人差し指への重量負荷におけるパワースペクトルを高速フーリエ変換（FFT：Fast Fourier Transform）で求めると，ピークの判定に戸惑うことがある（例：図3.3）．スペクトルのピークをより明確に表示するためには，ARモデル（自己回帰モデル，Auto Regression Model）[48]を用いる．ARモデルで推定したパワースペクトルの例を図3.13に示す．ARモデルの計算方法は，波形において任意の時点の振幅値を，その時点の振幅値とそれよりも過去の有限時点の振幅値との線形結合で表現する方法である．つまり，現在のデータ（加速度値）とそれよりも過去のデータとを用いて，現在のデータを修正（再評価）し，修正されたデータから形成された波形について，高速フーリエ変換（FFT）する方法である．このようにして求めた波形のパワースペクトルは，単に波形のFFTを行ったよりも，ピークがより明瞭に示される利点がある．

図3.13の結果は，無負荷（図中，$m=0$）では，10Hz付近と20Hz付近のピークのパワースペクトルが同程度の大きさであることを示している．重量負荷が増加するにつれて，両パワースペクトルの大きさは共に増加する．そして，10Hz付近のピークのほうが20Hz付近のパワースペクトルよりもより大きくなっている．また，20Hz付近のピーク周波数はやや低周波化する．そして，重量負荷がさらに大きくなれば，10Hzのみの単峰性になる．人差し指の場合は，重量負荷が100g以上で単峰性のスペクトルが見られる．

この結果の解釈は，次のように考えられる．指を水平に保持する条件で振戦を測定しているので，重量負荷（m）の増加に伴い，指を水平に保持する筋肉（総

指伸筋）を随意的により強く収縮させる必要が生ずる．この働きは脳からの指令で行われる．図3.13において，重量が100gの場合はパワースペクトルはほとんど単峰になり，20Hz成分はほとんど見られなくなる．この結果は，振戦の発生源に関して非常に重要な結果を示している．つまり，10Hzの発生源は，上位中枢（脳）であることを実験的に示しているからである．

姿勢保持は随意的に働く上位中枢系と同時に反射神経系も働くので，指における高周波領域（20Hz付近）が反射神経系の働きによると考えられる．

2つのピークを表す周波数領域において，重量負荷を変数にトータルパワーを求めると，図3.14に示した結果を得た．10Hzピークを示す低周波数領域（1.5

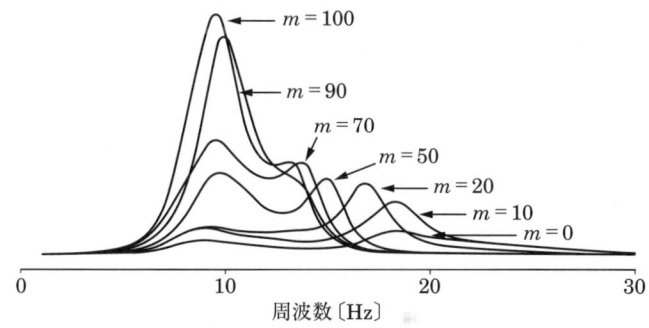

図 3.13　人差し指に重量負荷〔m〕100gまで課したときのパワースペクトル[25]：AR（自己回帰：Auto-Regression）モデル：次数15次で解析．次数の判定は，最終予測誤差（FPE：Final Predicted Error）による[48]

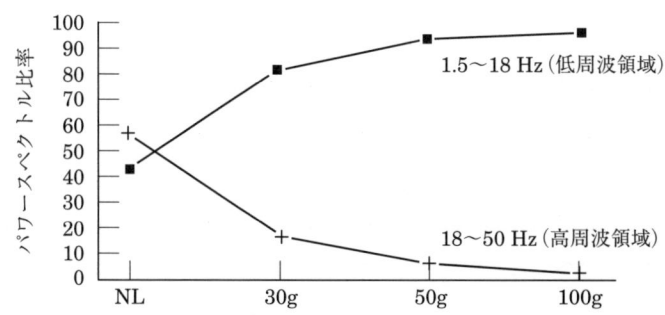

図 3.14　手指に重量負荷を課したときの周波数帯域別のパワースペクトル比率（低周波領域：1.5〜18Hz，高周波領域：18〜50Hz）

〜18Hz）は重量負荷が30gでトータルパワーは80％を占め，50g以上で90％以上を占める．一方，20Hzが中心の高周波成分（18〜50Hz）は低周波領域の値とは逆に重量の増加とともに減少した．重量100gでは，高周波成分は10％以下になる．この結果は，図3.13のパワースペクトルの結果を定量的に説明している．

以上の実験結果から，指の振戦においては10Hz付近のピークの発生は随意性であり，上位中枢成分が発生源であると考えられる．また，20Hz付近のピークは反射神経系の働きが発生源であると考えられる．

3.2.4　指を水に漬けた場合における指の重量負荷軽減時の振戦（浸水実験）

身体部位の一部（指）を水に漬けた場合における振戦のスペクトルの特徴について述べる．つまり，指の姿勢を一定に保持している状態において，指の重量を水の浮力により軽減し，指が空気中にあるときよりも自由に水平保持しやすくすることにより，指の振戦のスペクトルを実験的に求めた[27)]．

実験の方法を図3.15に示した．指を水面に接して水の表面張力を受けた場合（W-0），指の甲まで水に漬けた場合（W-1），指とセンサーを水の中に完全に漬けた場合（W-2）の3つの場合で振戦を測定した．

W-0の条件は，指が水面に接触する場合で，指は水面からの表面張力を受け，重力方向（水面下の方向）へ引っ張られるで，空気中で指を水平保持するときよりも，軽い重量負荷が指に与えられた状態になる．W-1の条件では，センサーは水面と同一になる．水に浸した指の体積に相当する水の重量が浮力として指に働く．つまり，水に浸した指は，一種の無重力に近い状態を経験している．この条件では，指は浮力のほかに，水の粘性力と水圧の制約を受ける．これらの力は，

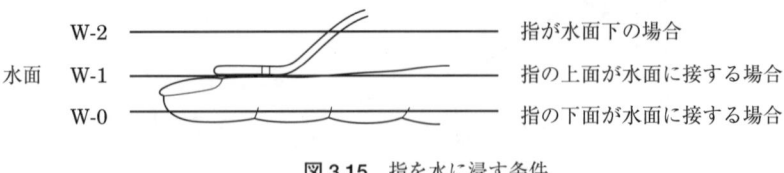

図3.15　指を水に浸す条件

浮力と比較して無視できる程度である．したがって，W-1の条件では，指に作用する浮力のみを考えればよい．W-2の条件では，W-1の条件よりもさらに指の厚さ程度に指を水没させている．

各条件において，トータルパワーを算出し，空気中の指振戦のトータルパワー値を100％として，水に浸けた条件のトータルパワーを相対的に求めると，5指について図3.16の結果を得る．この結果は，指が水に浸けられる度合が増すと，トータルパワーが減少することを示している．

W-1とW-2の条件においては，トータルパワー値は同等である．水中においては，浮力が働いて指を保持する重力方向の力は軽減するためである．このほかに，水圧が働くことが考えられるが，条件W-1とW-2のトータルパワーが同等であるので，水圧による振戦への影響はないと考えられる．さらに，水の粘性（粘度）も考慮に入れなければいけないが，水圧同様に影響はほとんどないと考えられる．さらに，W-2では，センサーの浮力が加わる．

指を水に漬けることによるパワースペクトルの高周波領域と低周波領域への影響を見るために，トータルパワー比率（TP(%)）を求めた結果を図3.17に示す．指が水に漬かる深さが増すほど，高周波領域のパワースペクトルが減少し，低周波領域のトータルパワー比率が増加している．その結果は，パワースペクトルの形状は双峰性でなく，単峰性になることを意味している．また，浮力により指への重力は低下し，空気中のトータルパワーに比べて半分以下となっている（図

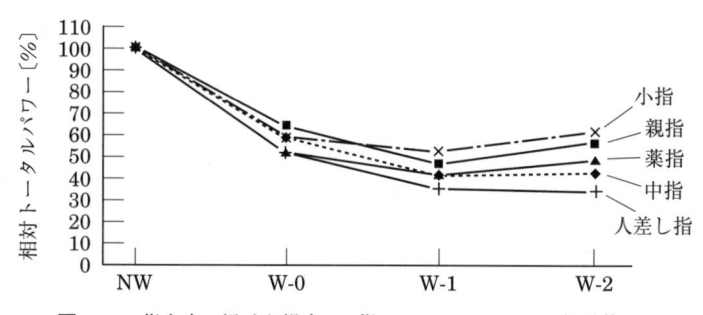

図3.16 指を水に浸けた場合の5指のトータルパワーの相対値：
水に浸けない条件（NW）における各指のTPを100％とした．
横軸は図3.15の水面条件を示す

3.16)．したがって，指の動きが自由になり，指の制御が容易になる．

　指の浸水状態において，指の振戦の周波数が低周波領域成分のみ発生した解釈は，重量負荷時と同様に脳（上位中枢）による制御がなされたものと考えられる．重量負荷の軽減した状態は無重力状態に似ており，"準無重力状態" といわれている．このような浸水実験では，浮力の働きにより指自身への重力の影響が減少するので，予想に反して指への無意識的な制御は低下する．したがって，指の無意識な制御を表すパワースペクトルの高周波成分は低下することになる．

　浸水することで，常時起こる状態とは異なる状態で指を保持するためには，反射神経系の働きでなく，随意的な指の姿勢制御が要求される．事実，図3.17の結果では低周波領域のトータルパワーが優勢である．空気中における指の振戦は，無負荷時に2峰性であり，低周波領域と高周波領域のスペクトルの発生はそれぞれ随意性と反射神経の働きで行われていると考えられる．

　なお，液体の粘性度の影響を調べるために，水以外の液体も考慮した振戦の結果は次のように得られた[44]．扱った液体は，水と水よりも粘性度の高い酒石酸カリウム（potassium tartrate）とグリセリン（glycerol）である．酒石酸カリウムは水に対して比重は1.26倍，粘性度は2.9倍であり，グリセリンは水に対して比重は1.26倍，粘性度は1 500倍である．両者の比重は同一である．

　粘性が高くなるにつれて指振戦のパワースペクトルは，相対的に10Hz付近の

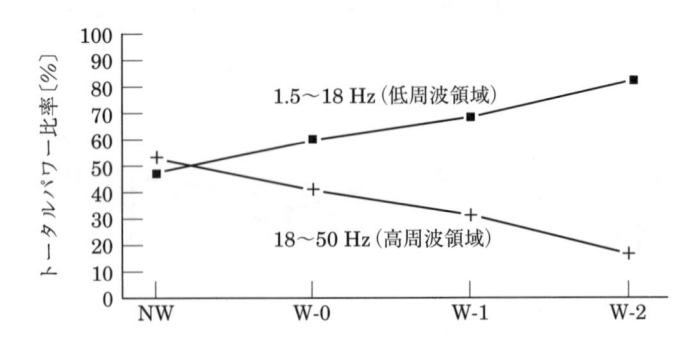

図3.17　指を水に浸けた場合における指振戦の周波数帯域別のトータルパワー比率〔％〕；測定指は人差し指（低周波領域：1.5～18 Hz，高周波領域：18～50 Hz；横軸は図3.15の水面条件を示す．NWは水に浸けない条件）

ピークが大きくなり，高い周波数領域のピークは低下する．そして，そのトータルパワー値も低下するのが認められている．粘性の高い液体に浸された場合は，指を水平に保持するための努力が必要で，このため10Hzのピークが発生するが，指の姿勢調整力は水中と比べて格段に低下し，随意的な指の姿勢制御が必要となる．

3.2.5　軽気球を利用した指の重量軽減時の振戦（気球実験）[46]

　液体に身体部位（指）を浸けた場合（3.2.4項）は，浮力以外に粘性や水圧を考慮する必要がある．そこで，身体部位の姿勢保持において粘性や水圧が働かず，重力と浮力のみが働く実験方法として，空気中で気球を利用する方法が考えられる．

　実験の状況を示した図3.18を基に軽気球を利用した上肢の振戦について考えてみる．気球はヘリウムガスを用い，1個の気球の容積は1000Lの容量のものを用いる．この条件では，1個の気球の浮力は0.3kg重が得られる．ここで，kg重はkgfと表され重さの単位である．kg重＝kgf＝9.8N＝9.8kgm/s^{2}の関係にある．

　実験では，気球を2個まで用いている．得られたパワースペクトルを図3.19に示した．

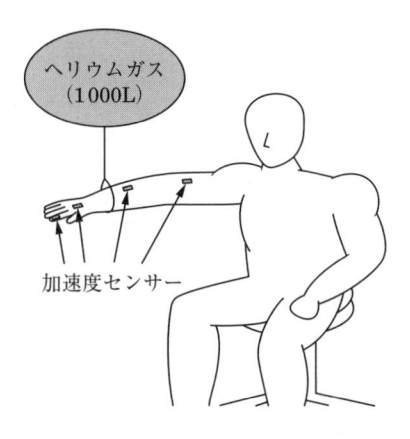

図3.18　気球を用いた上肢振戦の実験状況：気球を上肢手首付近に最大2個装着する．上肢振戦において，手指，手，前腕，上腕の4か所にセンサーを設置する

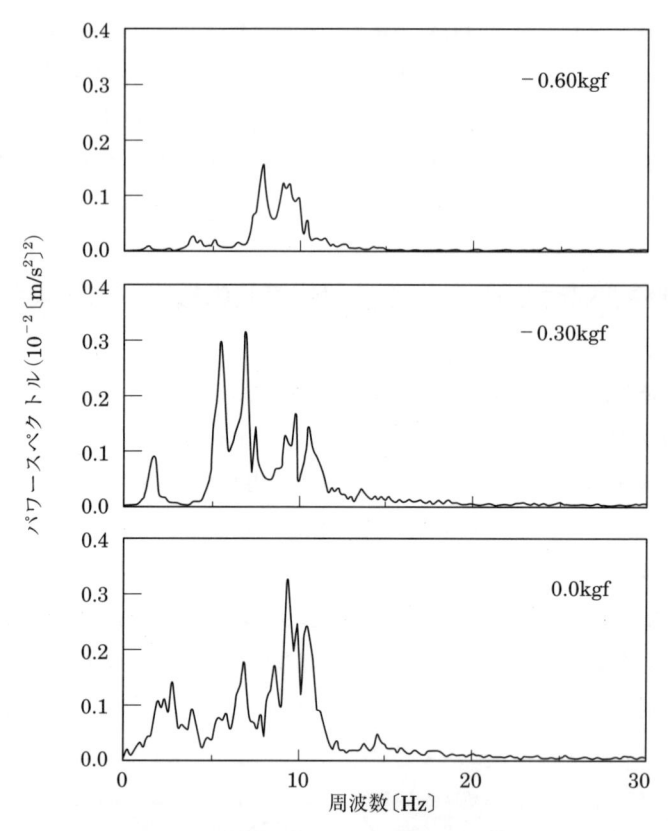

図 3.19 気球による上肢振戦のパワースペクトル：各図の右上の数値は浮力を表している．上から気球を2個，1個，気球なしの条件におけるパワースペクトル．浮力は，重力に対して作用方向が反対であるので，マイナスを付した．浮力が増し，重力が軽減するに従って，機械反射成分（3Hz付近）が減少し，上位中枢成分（10Hz付近）が優勢となる

気球を装着しないで，上肢を水平に保持した条件，つまり浮力がゼロの条件（図3.19, 0.0kgf）におけるパワースペクトルは，ピークが3Hzと10Hz付近に双峰性のものが得られる．上肢振戦の場合，3Hz成分は身体部位の質量に依存し，これは指振戦の20〜25Hz成分に相当する．上肢は指よりも質量が大きいため，低周波化したものである（図3.8）．一方，10Hz成分は身体部位の質量に依存しない成分である．

浮力が0.3kgfのときはピークが多峰になるが，3Hz付近のパワースペクトル値は小さくなる．さらに，これよりも2倍の浮力（0.6kgf）を与えると，上肢の振戦のパワースペクトルは3Hz付近のピーク（10Hz以外のピーク）はほとんど消失し，10Hz付近のピークが優勢になった．このパワースペクトルのピーク値は，浮力がない条件（0.0kgf）の場合と比較すると小さいものとなっている．気球による上方向への浮力は，重力方向の下方向の力（上肢の重さ）と比べると小さいが，上肢を水平に保持した場合は，上肢の重量を軽減する感覚を受けている．

気球を使用することは，水の粘性や水圧を考慮しない実験条件になるので，浮力による上肢自体の重力軽減のみ考慮すればよい．しかし，この実験条件は非日常的経験であるので，上肢の姿勢保持のために随意的な制御が必要になる．その結果として，上肢振戦に10Hz成分が優勢に出現したものと考えられる．

3.2.6 重力負荷，浸水，気球の3実験に基づく振戦の発生源の検討

前の3項（3.2.3〜3.2.5）において，重量負荷，浸水，気球の実験結果を述べた．これらの結果をまとめてみると表3.1のように示される．また，外部負荷により，人差し指の振戦のパワースペクトル変動は図3.20に示される．

①重力負荷により，身体部位（指）の姿勢保持において随意的に神経系が働き，パワースペクトルは上位中枢の働きである10Hzのアルファーリズムが増加する．反射神経系の働きである周波数領域（手指では20Hz付近）が急減し，指への重量負荷がより増加すると，この周波数領域は消減する．そのときに振戦のパワースペクトルは単峰性を示す．

②指の浸水により，水の浮力，粘度，水圧の働きが指への重力負荷に影響を与え

表3.1 指への重力に影響を与える種々の条件による振戦スペクトルの周波数成分の変動

条件	働く力	部位	10Hz成分	10Hz以外の成分
重量負荷	重力	指	増加	消減
浸水	浮力，粘度，水圧	指	減少	消減
軽気球	浮力	上肢	減少	消減

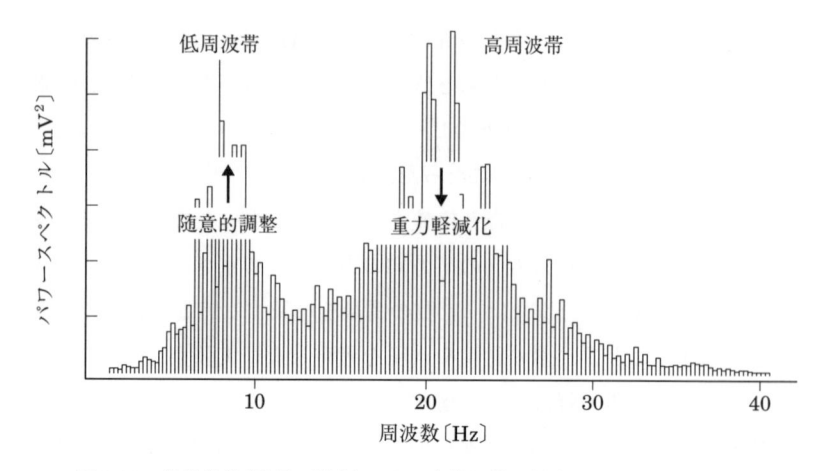

図 3.20 外部負荷（重量，浮力）による人差し指の振戦のパワースペクトルの変化（重量負荷の増加により，低周波成分（アルファ（10Hz付近）成分）が増加する．浮力など重力低下により，高周波数（20Hz付近）成分が減少する）

る．浮力は重力負担軽減として働き，粘度と水圧は原理的には重力負荷促進の方向に働くが，それらの力は浮力に対して小さく，スペクトルへの影響は示されなかった（図3.16）．したがって，浸水時には主に浮力が加わり，指の重力負担が軽減する．その結果，パワースペクトルは10Hz以外の周波数領域が消滅する．この周波数領域への神経系の働きは反射神経系である．10Hz成分の値は低下するが存在し，パワースペクトルの形状は単峰性をなす．この周波数成分は上位中枢からの指令による成分である．浸水時における指の姿勢保持は上位中枢による制御が行われる．

③上肢へ気球を取り付けて上肢振戦を測ると，上肢を水平に姿勢保持したときに気球の浮力により上肢への重力負荷が軽減する．その結果として，浸水時と同様のパワースペクトルが得られる．したがって，浮力のみで上肢重量を軽減すると，上位中枢の働きで上肢の姿勢が保持される．

④反射神経系を負荷とする実験は考えられるが，反射を発生させるには与える負荷は瞬時に与えなければならず，実験条件の設定が難しい．反射神経系に負荷を与える振戦の測定は今のところ報告されていない．

3.2.7　ばね負荷を課した場合の振戦（ばね負荷実験）

　振戦の主要ピークは，2個存在すると今まで述べてきた．しかし，外部負荷の与え方によっては，ピーク周波数は2個とは限らないことを示そう．ゴムの張力負荷を人差し指に課した場合に，指振戦のピークは2つでなく3つ存在することをMcAuley J.H. et al.(1997)[29]が述べている．ピークが3種類あるという説は振戦研究の歴史のなかでは，1997年以前には文献調査したところでは報告がないと思われる．その後，同様の報告はみられる (Vailancourt D.E. and Newell K.M., 2000)[50]．

　ばねを用いて指を水平に保持する実験においては，指の下部にばねを結び，指を下方に引き下げる力を発揮させて，水平に保持姿勢を調節する．重量負荷とばね負荷との違いは，ばね負荷は姿勢の調節にはより努力が必要となり，重量負荷で使用する筋肉とは異なる筋肉を収縮させるために姿勢調節はより難しくなる．

　ここでは，ばねの力を用いた負荷を中指に加えて，ばねの弾性力を負荷力とした結果を示そう[45]．McAuleyらの研究結果と異なり，負荷の変動に対するピーク周波数の性質が異なる結果が得られており，発生メカニズムを考えるうえで重要と考えられるので，ここに紹介する．

　測定項目は振戦と筋電図で，中指で振戦を，前腕にある総指伸筋（m. extensor digitorum communis）上で筋電図を測定した．測定した項目の波形の例は図3.21に示した．ばね負荷が加わると（図中のB），負荷がない場合（図中のA）と比較して振戦と筋電図の波形の振幅は増加している．周波数成分は波形表示のみではわからないので，周波数解析してパワースペクトルを求めると図3.22のようになる．図の上段はばね負荷なし，下段の図になるに従ってばね負荷が増加した場合である．ばね力（ばね負荷）を表す"ばね定数"が0.16N/mmにおいては，中指の振戦のパワースペクトルは，ピークが10Hz付近のピークと20〜30Hzの間に複数のピークとが示されている．さらに，それ以上のばねの強さ（0.78N/mm）になるとピークを示す周波数領域は広がり，3ピークが認められるようになる．このように，ばね負荷により指の姿勢保持時に筋肉の働きが重量負荷時とは異なり，重力負荷，浸水，気球実験においては認められない40Hz付近

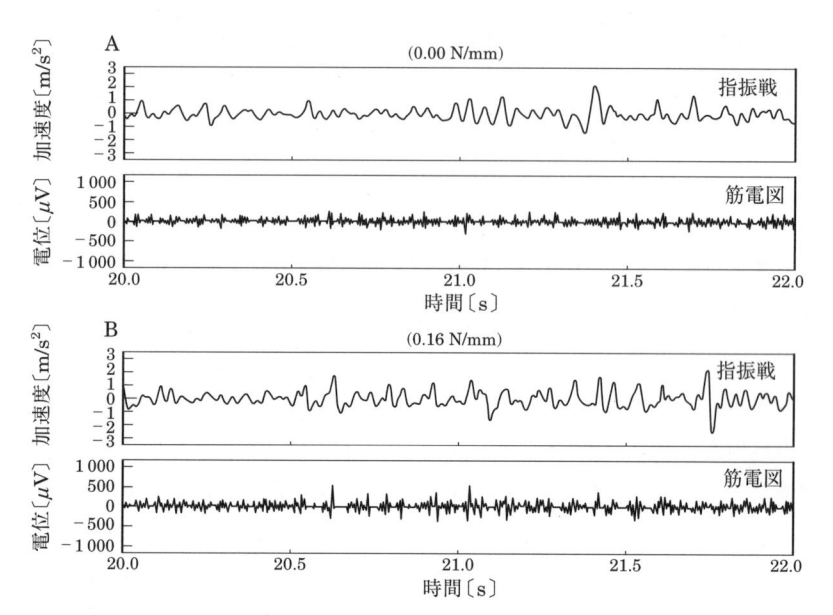

図 3.21 ばね負荷（ばね定数0.16N/mm）の有無による指振戦（tremor）と筋電図（EMG：総指伸筋）の原波形：横軸は時間経過，20秒から22秒間の原波形を示す．A：負荷がない場合，B：負荷が加わった場合．

の"第3のピーク"が出現する．

ピークの周波数を明確にするために自己回帰モデル（ARモデル）[48]の解析を行い，ばねの強さとピーク周波数との関係を調べると，図3.23の結果が得られた．ばね負荷のない無負荷時の被験者12名の中指に関する各ピーク周波数平均値は，11.2Hzと27.2Hzである．27.2Hzのピークはばね負荷が課されると2つのピークに分離し，"ばね負荷に依存するピーク（load dependent peak）"と"ばね負荷に依存しないピーク（load independent peak）"が得られた．つまり，ばねの負荷が課されると明らかに性質の異なるピークが認められた．無負荷時10Hzのピークは，ばねの強さが増加してもピーク周波数は不変である．

一方，無負荷時に出現していた27Hz付近のピークは2分割される．McAuley[29]の結果は図3.23の結果と異なり，すべて負荷の変動に依存しない3個のピークを報告している．彼等はゴムバンドの力は1種類で実験したので，張力変動に依存

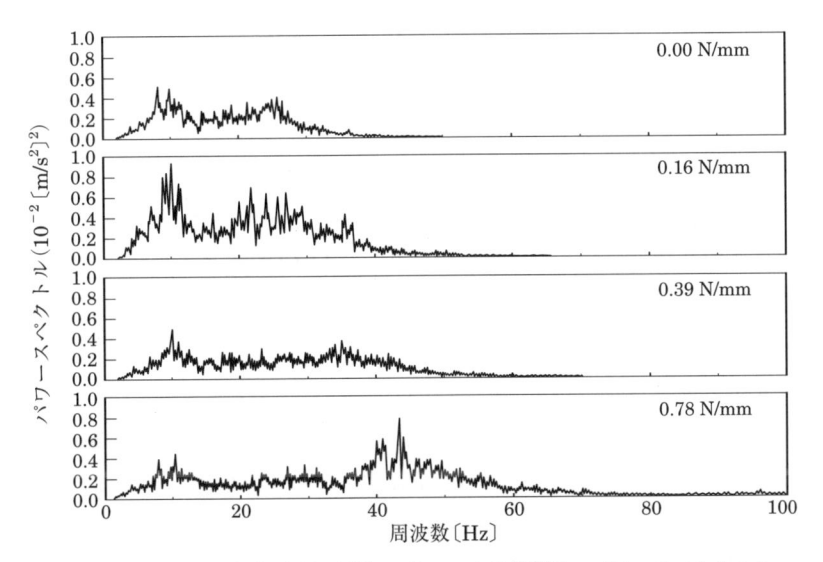

図 3.22　ばねの負荷（ばね定数）の違いによる指振戦のパワースペクトル：ばねの負荷が増すに従って，パワースペクトルのピークは2峰性から3峰性に変化する

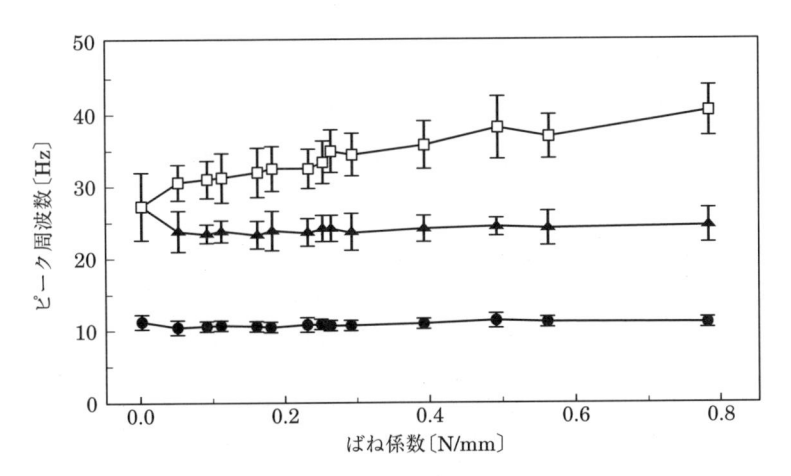

図 3.23　ばね負荷（ばね定数）の増大によるパワースペクトルのピーク周波数の変化：ばね負荷の増大により，高周波成分のピークが2分割される

3.2　振戦の実験的研究

する成分は見出されていない．ゴムの張力負荷とばねの弾性力負荷の差異は，姿勢保持に参加する筋肉の働きの違いと考えられるので，もし彼らがゴムバンドの張力を変えた実験を行ったなら，異なった結果が見出された可能性はある．

これら振戦の周波数成分の発生起源は，ばねの力に依存しないピークは上位中枢神経の働き，ばねの力に依存するピークは筋肉収縮時に起こる伸張反射神経系の働きであると報告されている．その理由は，次のように考えられる．

まず，負荷依存ピークについては，ピーク周波数（f）の評価は質量ばね（simple mass-spring）モデルの適用が理解しやすい．ばね負荷はばね定数（k）に比例する量であり，質量は指の質量（m）を考えると，このモデルでは，f は k/m の平方根に比例する方程式になっている．m は実験中一定でばねの力を増加すると f は増加する．この関係は，ばねの力に依存するピークの存在を意味している．ばねの力が変動した場合，指の姿勢保持は反射的に行われる筋収縮の伸張反射が考えられる．伸張反射は負荷の大きさにより起こるので，結論として負荷依存ピークの発生源は，伸張反射であると考えられる．このピーク成分は，一般に"機械反射（mechanical-reflex）"成分と呼ばれている．

Lippold O.C.J. et al. (1970)[21] は，振戦の発生はすべて伸張反射であると唱えた．この説は，パーキンソン症の振戦の説明において，上位中枢の関与により振戦周波数が低下することを説明ができないため，現在では振戦の発生メカニズムには，伸張反射と上位中枢の2つの機能が働いていると考えられている．詳しくは，応用例4（パーキンソン症の振戦）で述べることにする．

10Hz成分は，重量負荷の増加によりパワースペクトルの大きさが増加するなどの実験結果[25]から，発生源は上位中枢であることが示されている．このピークは，測定部位に依存せず，常に発生する周波数である．

負荷に依存しない20Hz付近（中指振戦では27Hz）は，先行研究（Halliday D.M. et al. (1999)[9]，McAuley J.H. et al. (1997)[29]）により姿勢保持に関与し，上位中枢と考えられている．また，負荷依存成分と負荷依存しない成分が混在すると報告されている．ばね負荷の増大させることにより，図3.23で示したように両成分が分離されたと解釈される．

3.2.8 振戦の応用例

応用例1 指に重量負荷を与えて"疲労"させた場合における振戦の評価

方法と結果について主に述べる[1]．

実験条件は，負荷される手指は中指，負荷時間は10分間，重量負荷は200gである．3.2.3項で述べたが，200gの重量負荷は被験者にとって大きい負荷である．重量負荷の状況は図3.10に示した．被験者は指先のマーカーを目視して，できるだけ中指を水平に保持する努力をする．測定する量は，振戦と筋電図である（図3.24）．振戦は，中指の先端で第一関節と爪の間の皮膚上にセンサー（加速度センサー）を両面テープで固定する．筋電図は，電極を前腕部の総指伸筋のある皮膚上に貼付する．

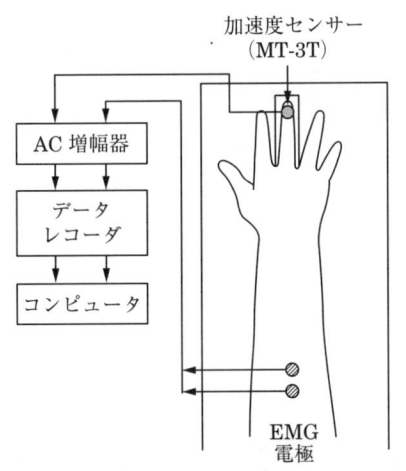

図 3.24 指振戦と筋電図の測定箇所（図3.9と同一）

振戦と筋電図（EMG：Electro-Myogram）のトータルパワーの変動を図3.25に示す．実験開始直前の振戦と筋電図のトータルパワーを1として，実験中の両者の値をそれぞれ実験開始直前の値で除して，相対値（Relative Total Power）を算出してある．ここで，トータルパワーを求める際の周波数範囲は，振戦と筋電図では，それぞれ0.5〜50Hzと5.0

〜500Hzである．この結果から，筋電図の増加量よりも振戦の増加量が大きいことがわかる．中指への重量負荷中に筋電図の周波数は低下し（徐波化と呼ぶ），指を動かす筋肉の疲労していく傾向を図3.26に示した．指の疲労を評価するのに，振戦のほうが筋電図よりもトータルパワーの変化量が大きいことが認められる．したがって，振戦は筋疲労の評価に利用される．

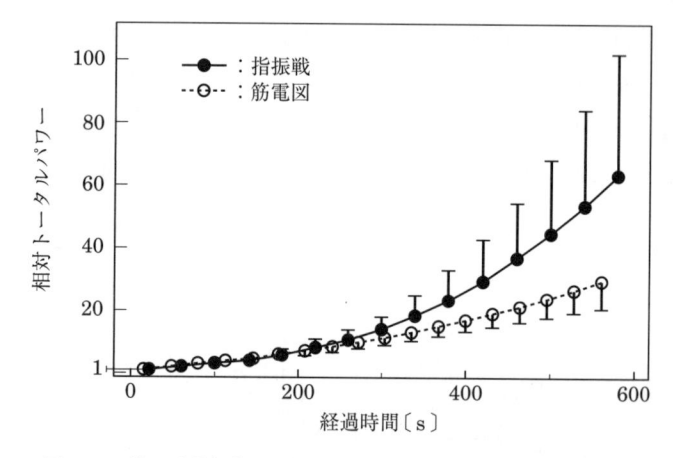

図3.25 指に重量負荷した場合における指振戦と筋電図のトータルパワーの時間経過：実験開始時のトータルパワーを1とした相対表示

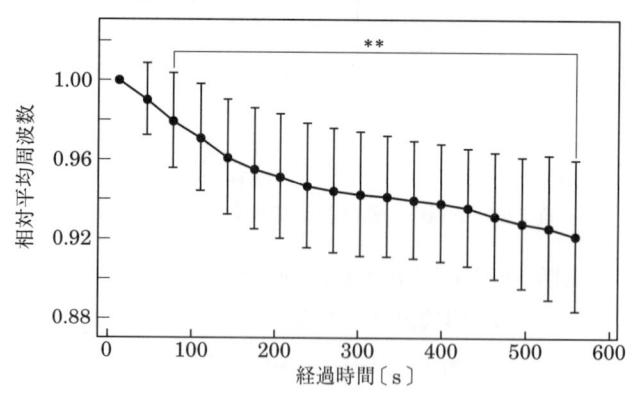

図3.26 指に重量負荷した場合における筋電図の平均周波数の時間経過．実験開始時の平均周波数を1とした相対表示

この実験の作業への応用は，例えばパソコン作業の負担量を評価するのに用いることができる．パソコン作業を行わない日に重量負荷実験を実施しておき，パソコン作業を実施した日にも重量負荷実験を課して，振戦の相対トータルパワーの上昇量を調べることで，指の疲労の程度を知ることができる．

応用例2　タッピング作業における手指疲労の振戦による評価

　人差し指の1指のみを用いて2時間のタッピングを行った場合における指の疲労を振戦で評価する．応用例1の重量負荷における条件との違いは，次のようになる．
① 使用した指が中指から人差し指に変わったこと．
② 応用例1の重量負荷では中指を水平に保持するので，中指を動かす手と前腕の筋肉の長さを一定に保持する努力をする．該当する筋肉は等尺性収縮（isometric contraction）を持続的に行っている．タッピング作業では動的な筋肉の働きが行われる．筋肉は，等張性収縮（isotonic contraction）に近い働きを行う．したがって，2つの応用例では筋肉の働きが異なるので筋負担の程度が異なり，疲労の程度も異なる．
③ 負荷時間が異なっている．応用例1では10分間，応用例2では2時間である．負荷の形態が異なるので負荷時間が異なるが，被験者には限界（exhaustion またはall out）に近い程度まで行うよう設定された実験である．

　具体的な実験方法はタッピング器を用い，打鍵速度を2種選んで"人差し指"の持続的打鍵作業を行った．30分ごとに人差し指の振戦を測定した．打鍵速度は通常の速度に近い条件（1分間100打）と早い打鍵速度（1分間200打）を設定した．この条件で，打鍵前の指振戦のトータルパワーを基準（100％）として振戦の相対トータルパワーを求めると図3.27に示す結果を得る．打鍵速度が速いほうが相対トータルパワーは

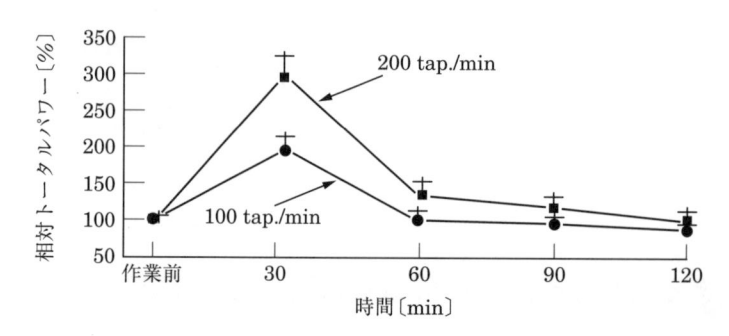

図 3.27 2時間の連続タッピング作業におけるタッピング速度の違いによるトータルパワーの変化：タッピング作業前のTPを100％とした[37]

大きい．しかし，作業時間を長くしても相対的トータルパワーは大きくはならなかった．ここでは，30分ごとに振戦を測定しているが，作業開始から30分後が相対トータルパワーは最大になり，打鍵速度の違いにより作業前の2倍から3倍の大きさを示した．30分後の作業時間では相対トータルパワーは減少を示し，1時間以降は作業前の値に近づく．

　この結果から，打鍵作業負荷をどのように解釈すればよいだろうか．作業負担の増加により，30分間の作業は人差し指を働かせる手の筋と前腕の筋が疲労して，振戦を測定するときに指を水平に保持するのに，指を働かせる筋肉群の調節が活発に行われており，その結果として相対トータルパワーの増大を招いたと考えられる．30分を超える打鍵作業においては，これらの筋肉がより強く疲労して，指を働かす筋肉群の硬直が起こり，振戦測定時に指を水平に保持するための筋肉がうまく働かず，保持姿勢の調節が難しくなっている現象と考えられる．30分ごとに振戦を測定した結果からは，一連続打鍵作業は30分程度が適当であると考えられる．振戦の測定時間条件を変えると，各個人のより正確な最適作業時間を評価可能である．この実験結果からさらに学ぶことは，ワープロ作業や入力作業における全指を使用して打鍵作業する場合は，各指の

振戦を測定することにより各個人の最低作業時間を設定できる．また，作業の種類による最適作業時間も評価できる．

　以上の結果を利用することにより，個人の打鍵負担評価が可能である．さらには，打鍵作業が主体の職場での労働設計に役立てることが可能となる．個人の負担を考慮したオーダーメイドの労働設計は過酷な労働条件を改善し，過労を合理的に予防する指針を提供することにつながる．

応用例3　タイピング作業の手指疲労の振戦による評価[36]

　応用例1と応用例2は指を1本使用して，手指を動かす筋肉を等尺性収縮や等張性収縮を行わせて疲労を調べた基礎実験である．実際には，作業では指をすべて働かせる場合が多いので，実際の作業の評価を視点においた実験を説明する．

　実験条件はタイピングであり，利き手の5指をすべて使用して文章を入力する作業（ワープロ作業）を行わせている．作業時間は2時間に設定した．応用例2で示したタッピングとこの例で示すタイピングとの違いは，使用する指の本数である．タッピングは一定の速度で打鍵することを要求されるが．タイピングは文章入力を行わせ，ある程度自分のペースの打鍵速度で作業ができる．

　結果を図3.28に示す．作業前の人差し指の水平保持時におけるトータルパワーを100％として，5指の作業前後のトータルパワーを相対表示（相対トータルパワー表示）してある．作業前の結果は，すでに3.2.1項の無負荷の指振戦で示した結果（図3.4）と類似している．タイピング2時間後の相対トータルパワーの結果は，人差し指の増加が作業前の約2.4倍で最も大きく，次は薬指と中指の増加が大きい．この実験における被験者群におけるワープロ作業では，人差し指，中指，薬指で主に仕事をしていることがわかる．

　応用例2のタッピングでは，作業30分を超えた時期では負荷が過大と

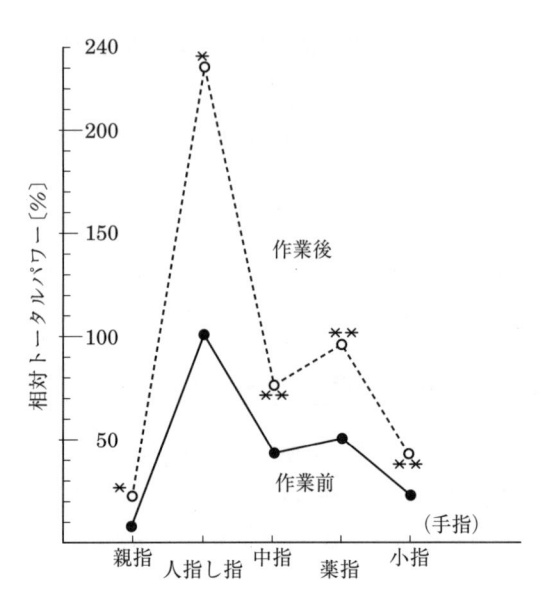

図 3.28 タイピング作業 2 時間前後における 5 指の振戦のトータルパワー．作業前における人差し指の振戦のトータルパワーを 100％とした

なり，指を動かす筋肉が硬直して指の振動が減衰し相対トータルパワーが負荷前の値になった．この結果は，筋肉の過労状況によって認められたものである．

　応用例 3 で検討したワープロ作業では，作業負担はタッピングよりも軽いので筋肉の硬直は発生せず，ワープロ作業時間が長いほど作業負担が増し，筋肉の疲労により振戦の振幅が増大した．作業時間が 2 時間を超えて作業が過大になれば手指を動かす筋肉が硬直して，相対トータルパワーが低下すると考えられる．1 日の労働時間（8 時間前後）のワープロ作業では疲労が予測される．したがって，相対トータルパワーの低下を作業疲労の指標として評価することが考えられる．

応用例4　健常者と上位中枢障害者（パーキンソン症）の振戦

方法と結果について主に示す[22]．

パーキンソン症の振戦[33]を示してみよう．パーキンソン症の原因となる脳の機能と振戦の発生源とが関係していることから，パーキンソン症の振戦を示すことは意義がある．ここでは，人差し指の振戦について示す．

指への実験は図3.29に示した方法で行った．振戦の原波形（加速度成分波形）を健常者と比較して図3.30に示す．図に示したように，パーキンソン症の原波形は，健常者と比較して振幅（加速度）が大きく周波数が低い．パワースペクトルで見るとより明確になる（図3.31(a)と(b)）．さらに，パーキンソン症の特徴は10Hz付近のアルファリズムが消失して，より低周波（8Hz付近）のピークが出現する．ピーク周波数と振幅の両方を指標として健常者とパーキンソン症者を比較すると図3.32(a)と(b)で示した結果を得る．パーキンソン症者と健常者を振戦の波形解析によって識別することが可能となる．さらに，パーキンソン症者を重症度で分類して同様の解析を行うと，図3.33に示すように振戦の解析から重症度（Hoehn M. and Yahr M., 1967）[12]を分類可能であることがわかる．特に，重い重症度（Stage 3とStage 4）の判定が明確になる．

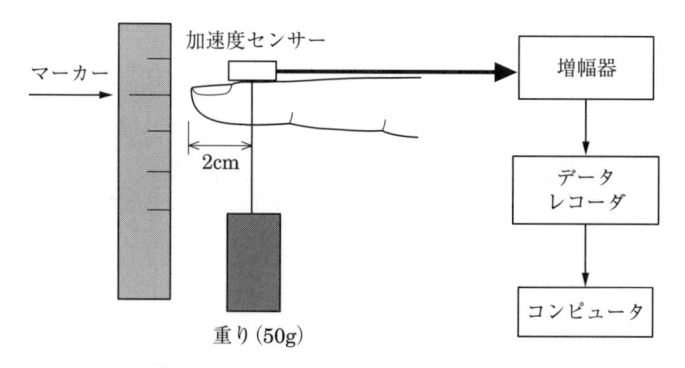

図3.29　健常者とパーキンソン症者に対する指振戦測定状況：負荷を課す場合と課さない場合の2条件で振戦を測定

(a) 重量負荷を課さない場合

(b) 重量負荷を課した場合

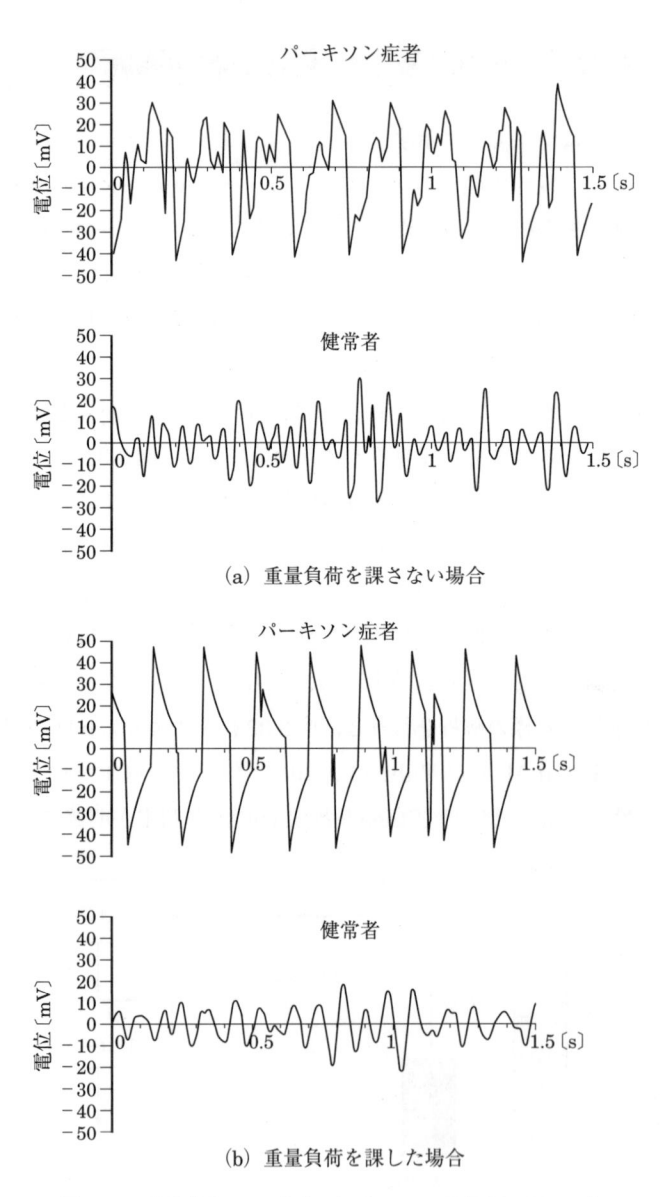

図 3.30 健常者（Normal）とパーキンソン症者（Parkinson）の振戦原波形の例

(a) 重量負荷を課さない場合

(b) 重量負荷を課す場合

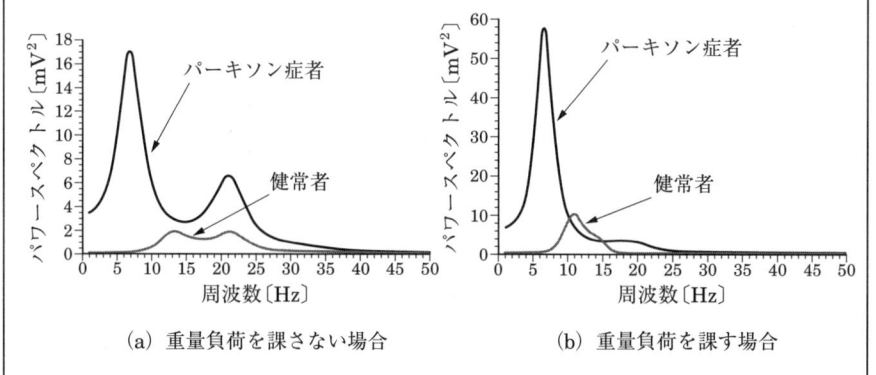

図 3.31 健常者（Normal）とパーキンソン症者（Parkinson）の振戦のパワースペクトルの例

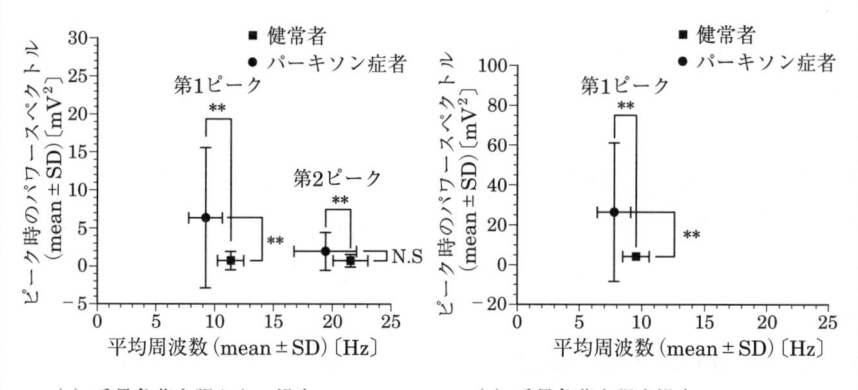

(a) 重量負荷を課さない場合：
丸と四角のマークから出ている左右上下の線は標準偏差（健常者60歳代10名，パーキンソン症者60歳代30名）

(b) 重量負荷を課す場合：
丸と四角のマークから出ている左右上下の線は標準偏差（健常者60歳代10名，パーキンソン症者60歳代30名）

図 3.32 健常者（Normal）とパーキンソン症者（Parkinson）の振戦の平均トータルパワーと平均周波数スペクトルの関係

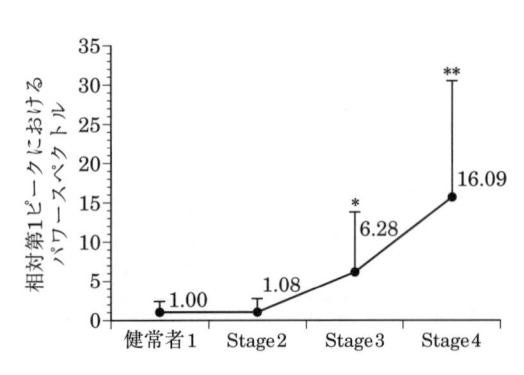

図 3.33 パーキンソン症者の重症度（Stage2～4）と第一ピーク振幅の相対値との関係（重量負荷を課さない場合）（第一ピーク周波数は5Hz付近（図3.31参照）パーキンソン症者の重症度（Hoehn-Yahr Scale）[12] 分類による）

3.3　振戦の理論的研究

3.3.1　振戦発生数理モデルの歴史

　振戦発生のモデルは，1976年にStein R.B. and Oguztoereli M.N.[41]が提案したフィードバックシステムを取り入れたモデルが最初である．このモデルにより，振戦の持続的な発生を示した．その後，1984年にWatanabe A. and Saito M.[52]が，手の振戦のもつ2種の周波数を再現させる神経モデルを取り上げた．発生経路として脊髄神経経路と上位中枢神経経路をもつモデルを方程式に組み込んだ．実験的に求められた2種の振戦周波数を説明している．この段階において，定性的に振戦の実験的結果をモデルで実証した．

　1993年以降は，種々の身体部位の振戦を説明可能なモデルの研究がなされた．Miao T. and Sakamoto K.（1995）[25]とArihara M. and Sakamoto K.（1999）[1]は，振戦の発生システムを5個のサブシステムに分割したモデルを提案している．そして，上肢の部位（上肢，前腕，手，指）の実験結果から得られた周波数と振

幅（振動の大きさ）をモデルで説明している．次項において，このモデルについて説明しよう．

3.3.2 振戦発生数理モデルの構成

モデル構築の概念と具体的解析について説明する[2]．

振戦の発生を筋肉と神経系の働きから概略を説明する．身体部位（指や上肢など）を一定の条件（例，水平）に保持した場合，姿勢保持が意識的にも無意識的にも難しく，絶えず部位を動かす筋肉が働いている．筋肉が働くということは，筋肉が伸ばされ筋肉の中の物理的性質である弾性率や粘性率が変化して筋肉の状態変化が起きることである．また，筋肉の中に存在しているセンサーである筋紡錘が筋の状態変化（筋長やその速度など）を検出して，電位（信号）を発生する．その電位は脊髄や上位中枢へと達する．この神経系を求心性神経という．その後，脊髄や上位中枢から電位が筋肉へ戻り，筋肉の中に存在する収縮要素である筋線維に到達する．このときに到達する神経を遠心性神経系（運動神経系）という．この到達した電位の大きさが一定のレベル（閾値）に達すると筋収縮が発生して，部位が動き，振戦が発生する．

振戦は次の5つの要素によって発生すると考える（図3.34）．そして，これら要素が閉回路になっており，持続的に振戦が発生するモデルを提案している．モデルの各要素は以下のようになっている．

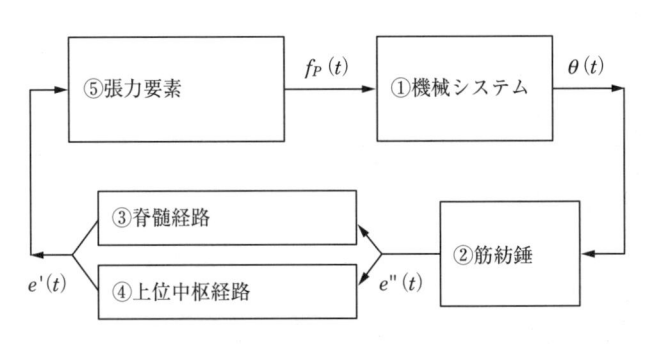

図3.34 振戦発生要素のブロック図

① mechanical system（機械システム）：姿勢保持する筋肉機能の機械的システムで，身体部位の振動である振戦を発生
② muscle spindle（筋紡錘）：身体部位の振動により，身体部位を動かす筋肉が伸張される．その結果，筋肉中の筋紡錘により筋長変位が検出され，電位を発生する．
③ spinal pathway（脊髄経路）：筋紡錘から発生した電位が，脊髄に向かう求心性神経経路を伝導する．
④ supraspinal pathway（上位中枢経路）：筋紡錘から発生した電位が，上位中枢（脳）に向かう求心性神経経路を伝導する．④は③とともに並列に配置されている．
⑤ force production element（張力要素）：筋紡錘から発生した電位が脊髄から反射し，遠心性神経路を伝導して筋線維に到着する．または，上位中枢（脳）から遠心性神経路を伝導して脊髄を通過し筋線維に到着する．

各要素について，詳しく説明する．

①は，身体部位（例，手指）が姿勢保持したときに働く筋肉（指を水平に保持したときに手と前腕において働く筋）の機械的システムをもつ要素である．身体部位が重力によって姿勢を正確に保つことが難しく，上位中枢神経系（脳）や反射神経系（脊髄）の働きで姿勢を保持しており，結果として身体部位の揺らぎが生じる．水平レベルからの角度を $\theta(t)$ とする（図3.34，図3.35）．ここで，t は

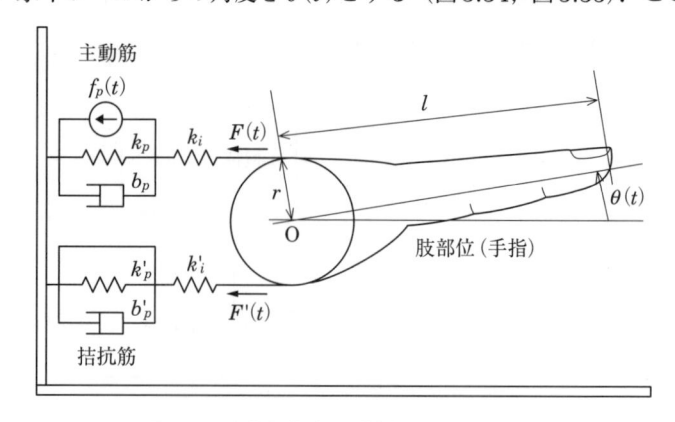

図3.35 身体部位（例，手指）の機械システム
（図3.34における①機械システム）

時間である．手指を例にしたモデルを図3.35に示す．手指が重力により下方に力を受けるときに，手指を上方に引き上げる働きは主動筋（agonist muscle）によりなされる．そして，重力による手指の下方への動作には拮抗筋（antagonist muscle）が関与する．各筋肉のモデルは張力要素（force production element：$f_p(t)$），弾性要素（elastic element；k_p, k_i, k_p', k_i'），粘性要素（viscous element；b_p, b_p'）で構成されている（図3.35）．

主動筋には，筋の張力，弾性要素，粘性要素が働くとしている．弾性要素には，張力や粘性要素と並列に働く部分と，それら要素の集合と直列に働く部分とで構成してある．拮抗筋においては，指への重力の働きにより下方に力が働くので筋の張力は積極的には関与せず，弾性要素と粘性要素が働くとしたモデルである．

筋の働きによる手指の角度変化 $\theta(t)$ を時間関数で表現している．手指を動かす筋の働きは，⑤を制御する運動神経系の働きである．手指の振動は，角度 $\theta(t)$ を2次微分した方程式で表す．角度 $\theta(t)$ は，実験的には加速度波形としてセンサーで検出される．

②は，筋紡錘（muscle spindle）の働きを表している．身体部位（例，手指）がある時点で重力により動かされ，その動きを元に戻すために姿勢保持を行っている筋（例，前腕に働く筋；総指伸筋や浅指屈筋）が伸縮されるときに，筋張や筋長の変化を検知するセンサーである筋紡錘が働き，電位を発生し脊髄および上位中枢へ検知した電位を伝導する．

③は，②の筋紡錘から発生した電位が，感覚神経路（求心性神経路）を通じて脊髄に到達し，その後，脊髄から身体部位の方向の神経路（遠心性神経路または運動神経路）を通って筋肉中の筋線維へ電位を伝導する．

④は，②の筋紡錘から発生した電位が脊髄を通過し，さらに上位中枢へと電位を伝達する神経路である．上位中枢では電位（信号）を認識して姿勢保持をする意思決定を行い，身体部位の方向に運動神経路を通じて電位が筋線維に向かう．そして，身体部位を動かす筋線維へと電位が伝導する．

⑤は，③から，あるいは③と④の両方から送られてくる電位を身体部位を動かす筋線維に伝達する．そして，電位を受けた筋線維は一定の電位（閾値）以上に

達すると筋収縮を開始し，身体部位を動かす駆動力 $f_p(t)$ を発揮する．ここで，無意識的な身体部位の調節は，③の筋紡錘からの電位伝導が脊髄に到着し戻ってくる伝導で，伸張反射と呼ばれている．④からの電位は上位中枢からの調節で，意識的な身体部位の調節である．これは随意運動と呼ばれている．

3.3.3 振戦発生モデルの方程式

(1) 指に発生する力（$F(t)$ と $F'(t)$）と指の変動角度（$\theta(t)$）との関係

図3.34の①において，筋線維の収縮による力 $f_p(t)$ により身体部位の動きが実現される．身体部位の動きを角度 $\theta(t)$ で表現している．この関係を具体的に表示してみよう．図3.35で示した力学モデルにおいて，身体部位の振動を角度 $\theta(t)$ の変動として考えるために，身体部位を動かすモーメント（external torque）を用いて表現する．式（3.1）のように，身体部位の変動（$\theta(t)$）を微分方程式で表した．2次の線形微分方程式で表現してある[26)]．

以下の微分方程式の説明において，身体部位を手指（以下，指と称す）の場合として説明する．

$$F(t) \cdot r - F'(t) \cdot r = I \frac{d^2\theta(t)}{dt^2} + C_e \frac{d\theta(t)}{dt} + K_e \theta(t) + mg\left(\frac{l}{2}\right) \quad (3.1)$$

図3.35の例では，実験条件として指を水平にするように教示されている．指に重力がかかるので，常に指を水平にすることはできない．指を水平に保持するためには，指は常に上下に微調整する必要が生ずる．この上下運動は，指を駆動させる手や前腕の筋肉が働く．上方と下方への力をそれぞれ $F(t)$ と $F'(t)$ と置いている．指を剛体と考え，指の付け根を中心として剛体が回転するモデルを考えている．指の付け根部分を半径 r の球を想定すると，上方と下方への指のモーメントが得られ，それらは互いに回転方向が異なる．上方へのモーメントを正とすると，指に働くモーメントの合計は $F(t)r - F'(t)r$ となる．そして，このモーメントの合計を指の変動（$\theta(t)$）の関数で表現した．

式（3.1）の右辺のパラメータについて説明すると，係数 I，C_e，K_e は，それぞれ指の慣性モーメント（moment of inertia），関節の摩擦係数（joint friction），

関節の硬さ係数（joint stiffness）と呼ばれる量である．さらに，定数項（$mg \cdot (l/2)$）は指の重力モーメントである．mは指の質量，gは重力加速度（$9.8\,\mathrm{m/s^2}$），lは指の長さを表している．右辺の各項は係数を含めて左辺のモーメントの次元と一致している．

式(3.1)の方程式において求める量は$\theta(t)$である．$\theta(t)$を基にして指の変動量を求めて振幅とする．また，$\theta(t)$の時間変化から周波数を求めることにより，振戦の周波数成分を評価する．

式(3.1)は式(3.2)に変形される．

$$F(t) - F'(t) = \frac{I}{r}\left(\frac{d^2\theta(t)}{dt^2} + J_e\frac{d\theta(t)}{dt} + \omega_e^2\theta(t) + \frac{mgl}{2I}\right) \tag{3.2}$$

ここで，

$$J_e = \frac{C_e}{I}, \quad \omega_e^2 = \frac{K_e}{I} \tag{3.3}$$

後の式の表現を容易にするために$\theta'(t)$を次のようにする．

$$\theta'(t) = \theta(t) + \frac{mgl}{2K_e} \tag{3.4}$$

以下の説明において$\theta(t)$と$\theta'(t)$が出てくるが，$\theta(t)$は図3.34と図3.35に示された量であり，$\theta'(t)$は式(3.5)以降の方程式において使用されているので，混同のないように注意をしてほしい．

式(3.2)の右辺カッコ内の第4項が定数であるので，$\theta(t)$の微分方程式の変形を行いやすくするために$\theta'(t)$を導入した．以下に示す式では，$\theta'(t)$を求め，そして，最終的に式(3.4)を用いて求めたい量$\theta(t)$を求める．

筋肉のモデルを数式で表現する．張力，弾性，粘性で表される筋の要素で表現するモデル（lumped parameter model）を用いる（Winters J.M. and Stark L., 1987）[53]．図3.35において，指が発揮する力$F(t)$，$F'(t)$と$\theta'(t)$の関係を示す．

主動筋は式(3.5)で表現される．

$$\left(\frac{d}{dt} + \alpha\right)F(t) = \frac{k_i}{b_p}\left[f_p(t) - \left(b_p\frac{d}{dt} + k_p\right)r\theta'(t)\right] \tag{3.5}$$

ここで，αは主動筋の弾性係数（k_i, k_p）と粘性係数（b_p）で示される定数である．

$$\alpha = \frac{k_i + k_p}{b_p} \tag{3.6}$$

主動筋に働く力 $F(t)$ により，変化する筋の長さの変動（短縮）は $r \cdot \theta'(t)$ と考えている．

拮抗筋は式 (3.7) で表現される．

$$\left(\frac{d}{dt} + \alpha'\right) F'(t) = \frac{k'_i}{b'_p}\left[+ \left(b'_p \frac{d}{dt} + k'_p\right) r\theta'(t)\right] \tag{3.7}$$

ここで，α'は拮抗筋の弾性係数（k'_i, k'_p）と粘性係数（b'_p）で示される定数である．

$$\alpha' = \frac{k'_i + k'_p}{b'_p} \tag{3.8}$$

拮抗筋に働く力 $F'(t)$ により，変化する筋の長さの変動（伸張）は，$-r \cdot \theta'(t)$ と考えている．拮抗筋の変化は主動筋と逆方向であるので，マイナス符号を付けてある．さらに，拮抗筋においては筋肉を働かせなくても重力により下方に指が下げられるので，式 (3.7) 右辺において，筋収縮要素 $f'_p(t)$ は働かないので用いていない．

図 3.34 において示した指の角度変化により，筋センサー（図中 (b) 筋紡錘，muscle spindle）の電位 $e''(t)$ が発生する．この電位は求心性電位と呼ばれていて，求心性神経（afferent nerve）路を伝達して脊髄や脳に電位が伝達される．

(2) $\theta'(t)$ と $e''(t)$ との関係

$e''(t)$ と筋の長さの変動との関係が，Hasan Z. (1983)[11] により最初に考えられた．指の振動の場合は，指が指の付け根を中心に回転するとして，指の変動を指の動き（移動距離）$r \cdot \theta'(t)$ と考える．ここで，図 3.35 における指の付け根を球と考え，球の半径を r としている．指の動きを $X(t)$ と置くと，

$$X(t) = r \cdot \theta'(t) \tag{3.9}$$

となる．

$e''(t)$を筋の長さの変動で表現する方法として，$e''(t)$を$X(t)$の2次微分までの線形結合で表現する方法が知られている（Cannon S.C. and Zahalak G.I., 1981)[6]．

$$e''(t) = H_d\left[X(t) + T_m\frac{dX(t)}{dt} + a_2\frac{d^2X(t)}{dt^2}\right]$$
$$= H_a\left[\theta'(t) + T_m\frac{d\theta'(t)}{dt} + a_2\frac{d^2\theta'(t)}{dt^2}\right] \quad (3.10)$$

ここで，H_dは，指の動きによる筋紡錘の"感度"に相当する量である．H_aは，$H_a = r \cdot H_d$としている．係数T_mとa_2は，筋紡錘の速度感度と加速度感度としている．これらの量は，筋の種類に依存する定数である．

(3) 筋長変化により発生した電位$e''(t)$と神経系（脊髄や上位中枢（脳））へ伝導する電位$e'(t)$との関係

筋線維で発生した電位$e''(t)$は脊髄へのルートと上位中枢（脳）へのルートに分けて考えている（Watanabe A. and Saito M. ,1984[52]，Miao T. and Sakamoto K. ,1995[27]）．そして，両ルートの合計した電位を$e'(t)$と置く．電位$e'(t)$は，脊髄に到達してから筋へ戻る場合（反射する場合）と脳に伝達した後に筋へ戻ってくる場合（随意反応の場合）の合算か，またはいずれかの電位である．この電位は，遠心性神経（efferent nerve）路を伝達して指を動かす筋線維（muscle fiber）に到着する．図3.36に$e''(t)$と$e'(t)$との関係を示す．

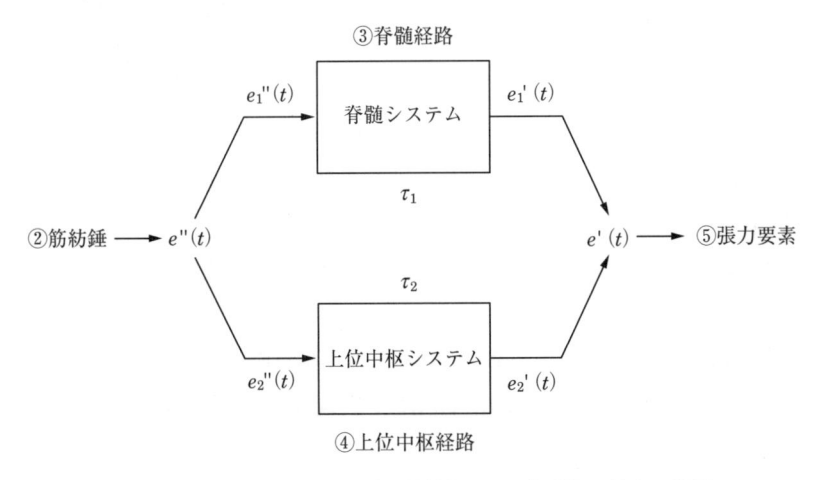

図 **3.36** 筋紡錘発生電位$e''(t)$と筋線維への入力電位$e'(t)$との関係

$e''(t)$ と $e'(t)$ との数式関係は，式 (3.11) に示される．

$$\begin{aligned}
e'(t) &= e''_1(t) + e''_2(t) \\
&= H_1 \left[\theta'(t-\tau_1) + T_m \frac{d\theta'(t-\tau_1)}{dt} + a_2 \frac{d^2\theta'(t-\tau_1)}{dt^2} \right] \\
&\quad + H_2 \left[\theta'(t-\tau_2) + T_m \frac{d\theta'(t-\tau_2)}{dt} + a_2 \frac{d^2\theta'(t-\tau_2)}{dt^2} \right] \\
&= H_1 \left\{ \left[\theta'(t-\tau_1) + T_m \frac{d\theta'(t-\tau_1)}{dt} + a_2 \frac{d^2\theta'(t-\tau_1)}{dt^2} \right] \right. \\
&\quad \left. + h \left[\theta'(t-\tau_2) + T_m \frac{d\theta'(t-\tau_2)}{dt} + a_2 \frac{d^2\theta'(t-\tau_2)}{dt^2} \right] \right\}
\end{aligned} \quad (3.11)$$

ここで，τ_1 と τ_2 は，筋紡錘で電位が発生した後に脊髄と脳に到着するまでの遅れ時間である．H_1 は脊髄へ電位が伝達する増幅度（ゲイン）で定数であり，H_2 は脳へ電位が伝達する増幅度と定義する．H_1 と H_2 の比 h は，脊髄と脳へ伝達したときの電位の比 h で，

$$h = \frac{H_2}{H_1} \quad (3.12)$$

で示される量である．筋紡錘から発生した電位が伝達して，脊髄で発生する電位が大きく，脳への伝達する電位がない場合，つまり脊髄反射に相当する場合は H_1 は有限の値であり，H_2 は 0 に近いので h は 0 に近い値となる．逆に，筋線維から発生した電位が脊髄反射ではなく，脳に伝達される場合，つまり随意運動の場合は，H_1 は 0 であり，H_2 は有限の値となるので h は非常に大きな値になる．

この h の値と振戦の振動（$\theta(t)$）の周波数との関係は，数理モデルに基づく方程式式(3.27)を解くことによって得ることができる．h の大きさによって周波数成分の発生が脊髄反射なのか，脳から（随意運動，随意反応）なのかを決定できる特徴を有している[38]．

(4) 神経系（脊髄や上位中枢（脳））を伝達する電位 $e'(t)$ と筋線維収縮力 $f_p(t)$ との関係

筋線維収縮力 $f_p(t)$ は，神経系（脊髄や上位中枢（脳））を伝達する電位 $e'(t)$ のシグモイド関数（sigmoid function）で表現する方法が Stein R.B. and Oguztoreli M.N. (1976)[41] によって報告されているので，この方法を振戦にお

いて適用する．方程式は式 (3.13) で表現される．

$$f_p(t) = \frac{S_b}{2} \tanh\left(\frac{S_a e'(t)}{2}\right) \tag{3.13}$$

ここで，S_a はパラメータで次の一定値が報告されているので，この値を使用する．

$$S_a = 5.0 \times 10^{-3} \, [\text{m/pulses/s (m/pps)}] \tag{3.14}$$

S_b は，張力要素（force production element）の筋線維組織により産生する収縮力の最大値で筋の種類に依存するパラメータ（一定量）である．次の式を用いた．

$$S_b = \beta \times S_{b0} \times S$$
$$S = \pi r^2 \tag{3.15}$$

r は，図 3.35 中の指の付け根を球体としたときの球の半径である．S_{b0} は単位断面積当たりの収縮力である．

β は，<u>(6) パラメータ設定の項目（表 3.4）</u>で示すが，部位の種類によって 1 以下の値である（表 3.4）．

(5) 神経系（脊髄や上位中枢（脳））を伝達する電位 $e'(t)$ と身体部位（指）の変動角度 $\theta'(t)$ との関係

式 (3.5) と式 (3.7) を用いる．両式に現れている演算子 $d/dt + \alpha$ と $d/dt + \alpha'$ は，微分演算記号であるが，1つの変数として数学的には扱って問題ないので，式 (3.5) を $d/dt + \alpha$ で割り，式 (3.7) を $d/dt + \alpha'$ で割り，それぞれ割った式の引算をすると，$F(t) - F'(t)$ が式 (3.16) で得られる．さらに，左辺 $F(t) - F'(t)$ には，式 (3.2) の関係を用いる．

$$\begin{aligned} F(t) - F'(t) &= \frac{\frac{k_i}{b_p}\left[f_p(t) - \left(b_p \frac{d}{dt} + k_p\right) r \theta'(t)\right]}{\frac{d}{dt} + \alpha} - \frac{\frac{k_i'}{b_p'}\left[\left(b_p' \frac{d}{dt} + k_p'\right) r \theta'(t)\right]}{\frac{d}{dt} + \alpha'} \\ &= \frac{I}{r}\left(\frac{d^2}{dt^2} + J_e \frac{d}{dt} + \omega_e^2\right) \theta'(t) \end{aligned} \tag{3.16}$$

式 (3.16) の両辺に $(d/dt + \alpha) \cdot (d/dt + \alpha')$ を乗じ，式中の $f_p(t)$ を式 (3.13) の右辺で表すと，式 (3.16) は式 (3.17) に変形される．

$$\frac{k_i}{b_p}\Big(\frac{d}{dt}+\alpha'\Big)\Big[\frac{S_b}{2}\tanh\Big(\frac{S_a e'(t)}{2}\Big)-\Big(b_p\frac{d}{dt}+k_p\Big)r\theta'(t)\Big]$$

$$-\frac{k_i'}{b_p'}\Big(\frac{d}{dt}+\alpha\Big)\Big[\Big(b_p'\frac{d}{dt}+k_p'\Big)r\theta'(t)\Big]$$

$$=\frac{I}{r}\Big(\frac{d}{dt}+\alpha\Big)\Big(\frac{d}{dt}+\alpha'\Big)\Big(\frac{d^2}{dt^2}+J_e\frac{d}{dt}+\omega_e{}^2\Big)\theta'(t) \qquad (3.17)$$

式 (3.17) をさらに変形して，筋の収縮力を表す式 (3.13) の右辺の項についてまとめると式 (3.18) を得る．

$$A\Big(\frac{d}{dt}+\alpha'\Big)\frac{S_b}{2}\tanh\Big(\frac{S_a e'(t)}{2}\Big)$$

$$=\Big(\frac{d}{dt}+\alpha\Big)\Big(\frac{d}{dt}+\alpha'\Big)\Big(\frac{d^2}{dt^2}+J_e\frac{d}{dt}+\omega_e{}^2\Big)\theta'(t)$$

$$+\Big(\frac{d}{dt}+\alpha'\Big)\Big(B\frac{d}{dt}+D\Big)\theta'(t)+\Big(\frac{d}{dt}+\alpha\Big)\Big(B'\frac{d}{dt}+D'\Big)\theta'(t) \qquad (3.18)$$

ここで，

$$e'(t)=H_1\Big[\Big(1+T_m\frac{d}{dt}+a_2\frac{d^2}{dt^2}\Big)\theta'(t-\tau_1)+h\Big(1+T_m\frac{d}{dt}+a_2\frac{d^2}{dt^2}\Big)\theta'(t-\tau_2)\Big]$$

$$(3.19)$$

式 (3.18) の係数は次の式で表される．

$$A=\frac{rk_i}{Ib_p},\quad B=\frac{r^2 k_i}{I},\quad D=\frac{Bk_p}{b_p},\quad B'=\frac{r^2 k_i'}{I},\quad D'=\frac{B'k_p'}{b_p'}$$

式 (3.18) 中における神経系（脊髄や上位中枢（脳））を伝達する電位 $e'(t)$ は式 (3.11) の右辺を少し変形する形で，式 (3.19) に示した．

振戦は周期的振動であるので，$\theta'(t)$ を次の式で表す．

$$\theta'(t)=\theta_0\cdot\exp(j\omega t) \qquad (3.20)$$

θ_0 は振戦の振幅に相当する量（displacement）であり，ω は角周波数である．また $\omega=2\pi\cdot f$ であり，f は振戦の周波数に相当する量である．

式 (3.20) を式 (3.19) に代入すると，式 (3.21) となる．

$$e'(t)=H_1\big(1+jT_m\omega-a_2\omega^2\big)\cdot\big(1+he^{-j\omega(\tau_2-\tau_1)}\big)\cdot e^{-j\omega\tau_1}\cdot\theta_0 e^{j\omega t}=p\theta_0 e^{j(\omega t+\psi)}$$

$$(3.21)$$

ここでは，$e'(t)$を式(3.21)の右辺で示したように$p \cdot \theta_0 \cdot e^{j(\omega t + \psi)}$とまとめている．電位振幅比例量$p$と位相$\psi$については，次の式（3.22）に示す関係となっている．

$$p = H_1 \left\{ \left[(1-a_2\omega^2)^2 + (T_m\omega)^2\right] \cdot \left[(h\sin(\omega\Delta\tau))^2 + (1+h\cos(\omega\Delta\tau))^2\right] \right\}^{\frac{1}{2}}$$

$$\psi = 2\pi - \omega\tau_1 + \tan^{-1}\left(\frac{T_m\omega}{1-a_2\omega^2}\right) - \tan^{-1}\left(\frac{h\sin(\omega\Delta\tau)}{1+h\cos(\omega\Delta\tau)}\right) \quad (3.22)$$

ここで，$\Delta\tau = \tau_2 - \tau_1$と置いてある．

さらに，式(3.13)における右辺$S_b/2\tanh(S_a e'(t)/2)$を式(3.23)のように，フーリエ級数展開で近似する．この項が周期関数であると考えてフーリエ級数展開を行う．

$$\frac{S_b}{2}\tanh\left(\frac{S_a e'(t)}{2}\right) = E_1 e^{j(\omega t + \psi)} + \cdots \cong E_1 e^{j(\omega t + \psi)} \quad (3.23)$$

式(3.23)の展開係数E_1は，式(3.24)で求められる．

$$E_1 = \frac{1}{2\pi}\int_{-\pi}^{\pi} \frac{S_b}{2}\tanh\left(\frac{S_a \operatorname{Re}\{e'(t)\}}{2}\right)\cos\xi \, d\xi$$

$$= \frac{1}{2\pi}\int_{-\pi}^{\pi} \frac{S_b}{2}\tanh\left(\frac{S_a p \theta_0 \cos\xi}{2}\right)\cos\xi \, d\xi \quad (3.24)$$

ここで，$\xi = \omega t + \psi$と置いた．

展開係数E_1は実数であるので，式(3.24)における右辺の$e'(t)$は実数部分（Reで表現）を抽出する表現となっている．

式(3.23)は次のように変形される．

$$\frac{S_b}{2}\tanh\left(\frac{S_a e'(t)}{2}\right) = E_1 e^{j(\omega t + \psi)} = E_1 e^{j\omega t} \cdot e^{j\psi} \quad (3.25)$$

一方，式(3.18)から$S_b/2\tanh(S_a e'(t)/2)$を求めると式(3.26)となる．

$$\frac{S_b}{2}\tanh\left(\frac{S_a e'(t)}{2}\right)$$

$$= \left\{\frac{j\omega+\alpha}{A}\right\}\left\{J_e j\omega + (\omega_e^2 - \omega^2) + \frac{Bj\omega+D}{j\omega+\alpha} + \frac{B'j\omega+D'}{j\omega+\alpha'}\right\}\theta_0 e^{j\omega t} \quad (3.26)$$

式 (3.26) の右辺では，式 (3.18) に式 (3.20) で示された $\theta'(t) = \theta_0 \exp(j\omega t)$ を代入して微分を行っている．

式 (3.25) と式 (3.26) とが等しいので，両右辺に乗ぜられている項 $e^{j\omega t}$ を除くことができる．式 (3.24) の関係を用いると，式 (3.27) を得る．

(周波数と振幅を求める振戦方程式)

$$\frac{1}{2\pi} \int_{-\pi}^{\pi} \frac{S_b}{2} \tanh\left(\frac{S_a p \theta_0 \cos\xi}{2}\right) \cos\xi d\xi \cdot e^{j\psi} \\ = \theta_0 \cdot \frac{1}{A}(j\omega + \alpha)\left[(J_e j\omega + \Delta\omega^2) + \frac{Bj\omega + D}{j\omega + \alpha} + \frac{B'j\omega + D'}{j\omega + \alpha'}\right] \tag{3.27}$$

ここで，$\Delta\omega^2 = \omega_e^2 - \omega^2$

これまで長々と式の誘導をしてきたが，式 (3.27) の両辺の大きさ（振幅，magnitude）と位相を求めることにより，ω と θ_0 を求めることができる．周波数 f は $\omega = 2\pi f$ から求められる．

<u>式 (3.27) が振戦のピーク周波数を求める方程式である．</u>

振幅と周波数を問題にするのは，次の理由による．

一般に複素数 X で表された式が式 (3.28) の左辺で与えられているとする．変形すると右辺のようになる．

ここで，x と y は実数であり，j は虚数 $(-1)^{\frac{1}{2}}$ である．

$$X = x + jy = \left(x^2 + y^2\right)^{\frac{1}{2}} \cdot e^{j\psi} \tag{3.28}$$

$e^{j\psi} = \cos\psi + j \cdot \sin\psi$ と展開できるので，次の関係式を得る．

$$\cos\psi = \frac{x}{\left(x^2 + y^2\right)^{\frac{1}{2}}}$$

$$\sin\psi = \frac{y}{\left(x^2 + y^2\right)^{\frac{1}{2}}}$$

$$\tan\psi = \frac{\sin\psi}{\cos\psi} = \frac{y}{x}$$

以上により，X の振幅は，$(x^2 + y^2)^{\frac{1}{2}}$ であり，位相は $\psi = \tan^{-1}(y/x)$ となり，振幅と位相は複素数の実数部 x と虚数部 y で求められる．以上の関係を式 (3.27) の各辺において複素数表現して，実数部と虚数部に分けて各辺の振幅と位相を算出することになる．

式(3.27)の左辺を左辺の項(LHT)とし，大きさ

$$\left| \frac{1}{2\pi} \int_{-\pi}^{\pi} \frac{S_b}{2} \tanh\left(\frac{S_a p \theta_0 \cos\xi}{2} \right) \cos\xi \, d\xi \right| \tag{3.29}$$

と位相ψが得られる．

式(3.27)の右辺項(RHT)も同様に大きさと位相が得られる．なお，式(3.29)の積分を解析的に求めることができないため，数値的に積分を求める必要がある．数値積分を求めるアルゴリズムには各種あるが，ここではニュートン・コーツ式(Newton-Cotes formula)を用いている．

式(3.27)のLHTは，式(3.21)の神経系(脊髄や上位中枢(脳))を伝達する電位$e'(t)$を含んでいるので，神経反射項(NRT：Nervous Reflex Term)と呼ぶ．一方，RHTは，筋の機械的システムから得られる$\theta'(t)$の微分の結果を表現しているので，筋の機械的項(MMT：Muscle Mechanical Term)と呼ぶ．

式(3.22)中の右辺乗数(H_1, h, a_2, T_m, τ_1, τ_2)が与えられると，$\omega(=2\pi f)$以外は与えられた値となる．つまり，pとψの値はωの関数となる．

式(3.27)の右辺に示されている乗数(A, α, α', J_e, ω_e, B, B', D, D')が与えられると，未知数はωとθ_0となる．つまり，LHTとRHTはωとθ_0の関数となる．また，式(3.27)の右辺の乗数は次項(6)で述べる．

振戦のピーク周波数とピーク周波数における振幅を求める手順は，次のとおりである．

式(3.27)のLHT(すなわち，NRT)においては積分は実数であり，位相は$e^{j\psi}$から$\psi=\tan^{-1}(\sin\psi/\cos\psi)$と求められ，$\theta_0$は関与しない．また，RHT項(すなわち，MMT)の位相には，式(3.27)を見ると，θ_0は関与しないことがわかる．したがって，NRTの位相＝MMTの位相の関係から，まず角周波数ωが求められる．$\omega(=2\pi f)$からfが求まる．fは振戦のピーク周波数($f=f_{\text{peak}}$)を表している．

次に，大きさにおいてNRTの振幅＝MMTの振幅の関係を求めると，fが位相からすでに求められているのでθ_0が得られる．

振戦のピーク周波数における振幅は次のように表現する．

振戦方程式（式 (3.27)）から求めたピーク周波数 f_{peak} と部位の振動角度 θ_0 を用いて以下のように振幅 A を求める．

（振戦の振幅方程式）
$$A = \theta_0 \times f_{\text{peak}}^2 \tag{3.30}$$

この理論式（式 (3.30)）から評価する振幅は，実験値をよく説明する[2]．

f_{peak}^2 を θ_0 に乗ずる理由は，センサーで測定する量が部位の振動の加速度成分を検出していることによる．さらに，具体的に述べるとどのような波形も三角関数などの級数に展開できる．ただし，展開した項が発散しない条件が課されるが，一般に連続なデータでは，時間の経過により発散しないので級数展開については問題ない．

いま，振戦の波形を $f(t)$ とする．$f(t)$ は ω_i の角周波数の集合で級数展開可能とすると，

$$f(t) = \sum_{i=1}^{\infty} A_i \cdot \sin(\omega_i \cdot t) \tag{3.31}$$

A_i は級数展開係数，

$$\omega_i = 2\pi \cdot f_i$$

$f(t)$ を部位の振動とすると，測定で検出される量は加速度成分であるので，$f(t)$ を 2 次微分する．加速度成分は，

$$f''(t) = \sum_{i=1}^{\infty} \omega_i^2 \cdot A_i \cdot \sin(\omega_i \cdot t) \tag{3.32}$$

となり，元の波形の振幅成分に ω_i^2 を乗ずる形になる．つまり，周波数 f_i の 2 乗になっているので，測定される加速度成分は周波数が高いほど過大評価されて検出される．したがって，理論的にモデルで評価する波形の振幅は，$\theta_0 \cdot f_{\text{peak}}^2$ と表現している．

(6) 振戦方程式（式 (3.27)）解法のためのパラメータ値の設定

前節 (5) において式 (3.27) を解くためには，設定されたパラメータに数値を与える必要がある．部位に依存する量として設定されているので以下に示す．

1) 慣性モーメント I

部位（指など）は剛体で，半径 r，長さ l の円筒形をなすとし，関節は半径 r の球状を仮定している（図 3.35）．指の慣性モーメント I は式 (3.33) で求められる．

表3.2 上肢の4部位における質量,長さ,半径[42]

上肢部位	質量m〔kg〕	長さl〔m〕	半径r〔m〕
指	0.023	0.082	0.010
手	0.550	0.190	0.025
前腕	1.440	0.450	0.038
上肢	3.100	0.800	0.045

$$I = \frac{ml^2}{3} \tag{3.33}$$

上肢の各部位のm, l, rの値を表3.2に示す.

2) 粘弾性要素

図3.35に示した粘弾性係数（k_p, b_pなど）は筋線維の特性を基に推定された(Bawa P. et al., 1976[3]; Oguztoreli M.N. and Stein R.B., 1976[32]). 図3.35で示した主動筋と拮抗筋は部位を円筒形と仮定しているので，単位断面積当たりの筋線維の粘弾性値（表3.3）に円筒の断面積S ($=\pi r^2$)を乗ずる形で，部位の粘弾性を求める. 例えば，k_pは単位断面積当たりの筋線維の弾性値をk_{p0}とすると，$k_p = k_{p0} \cdot S$となる.

そして，単位断面積当たりの筋線維の粘弾性係数値は部位によっては変わらず同一として，部位の断面積Sを変えることで，部位による粘弾性係数値を変えている.

表3.3 主動筋と拮抗筋の単位断面積および断面積Sにおける粘弾性係数値

k_{i0}	9.0×10^6 〔N/m³〕	k_i	$= k_{i0} \times S$ 〔N/m〕
k_{p0}	3.6×10^6 〔N/m³〕	k_p	$= k_{p0} \times S$ 〔N/m〕
b_{p0}	2.0×10^5 〔Ns/m³〕	b_p	$= b_{p0} \times S$ 〔Ns/m〕
k'_{i0}	1.8×10^7 〔N/m³〕	k'_i	$= k'_{i0} \times S$ 〔N/m〕
k'_{p0}	7.2×10^6 〔N/m³〕	k'_p	$= k'_{p0} \times S$ 〔N/m〕
b'_{p0}	2.0×10^5 〔Ns/m³〕	b'_p	$= b'_{p0} \times S$ 〔Ns/m〕

$S = \pi r^2$; 単位：N ニュートン〔kgm/s²〕, m メートル, s 秒
主動筋と拮抗筋の粘弾性係数の表示については図3.35参照
各粘弾性の添字 $_0$ を除いた記号は図3.35の粘弾性係数を表す.
(Bawa P. et al., 1976[3], Oguztoreli M.N. and Stein R.B., 1976[32])

3）関節の硬さ係数（joint stiffness）K_e の評価

式(3.1)において表現した指の関節角度 $\theta(t)$ の係数である"関節の硬さ係数"K_e は，主動筋と拮抗筋の弾性係数（k_i と k'_i）の和に比例する量として扱った（Lan N.and Crago P.E., 1994）[18]．K_e は式(3.34)で示す．図3.35を見ると他の弾性係数（k_p と k'_p）が存在しているが，この和（$k_p+k'_p$）は表3.3で与えた値を用いると，（$k_i+k'_i$）より小さいため除かれた．

$$Ke = r^2 (k_i + k'_i) \tag{3.34}$$

4）関節の摩擦係数（joint friction）C_e の評価

式(3.1)において表現した指の関節角度の速度（$\theta(t)$ の1次微分）の係数である"関節の摩擦係数"C_e は，関節の硬さ係数（K_e）の平方根の関数として，式(3.35)で用いられている（Kearney R.E. and Hunter I.W., 1990）[17]．

$$C_e = C_0 + \gamma_1(K_e)^{\frac{1}{2}} \tag{3.35}$$

ここで，C_0 と γ_1 は，次のように与えられている．

$$C_0 = 1.225 \times 10^{-3} \,\text{[sNm]}, \quad \gamma_1 = 1.5 \times 10^{-4} \,\text{[sNm]}$$

I，C_e，K_e が式(3.33)から式(3.35)を用いて得られる．

振戦の周波数を求める式(3.27)における J_e と $\Delta\omega^2 = \omega_e{}^2 - \omega^2$ の ω_e とが次のように得られる．

$$J_e = \frac{C_e}{I}, \quad \omega_e{}^2 = \frac{K_e}{I} \tag{3.36}$$

5）筋紡錘の速度感度と加速度感度（T_m，a_2），脊髄神経系と上位中枢神経系中の情報の遅れ（τ_1，τ_2），筋線維組織により産生する収縮力パラメータ（β）．

上肢の各部位における振戦の加速度成分は，振戦波形のパワースペクトルで得られるが，加速度センサーで測定された振戦波形の周波数解析の結果によると，部位の質量が小さいほどパワースペクトル値が大きい[42]．この事実から，加速度感度パラメータは指が最も大きく，前腕と上肢はその10分の1とした．そして，速度感度は部位に依存しないパラメータとした．（表3.4）

神経系中を伝達する信号の遅れを，脊髄反射神経系においては小さく，上位中枢神経系においては大きく設定した．猿を用いた動物実験において，神経系の電

表 3.4 筋紡錘感度，遅れ時間，収縮力におけるパラメータ値[42]

部 位	筋紡錘感度		神経系中の遅れ時間		力産生
	速度 $T_m(\text{s})$	加速度 $a_2(\text{s}^2)$	脊髄 τ_1	上位中枢 τ_2	パラメータ β
指	1.50×10^{-2}	1.00×10^{-3}	4.10×10^{-2}	8.10×10^{-2}	1.00
手	1.50×10^{-2}	2.00×10^{-4}	3.60×10^{-2}	8.80×10^{-2}	0.60
前腕	1.50×10^{-2}	1.00×10^{-4}	3.10×10^{-2}	9.10×10^{-2}	0.10
上肢	1.50×10^{-2}	1.00×10^{-4}	3.10×10^{-2}	9.10×10^{-2}	0.50

位の伝達に関する基礎研究から遅れ時間は求められている．人間と猿における神経中の電位の伝播は同じと考えて，両神経系における信号の遅れ時間の関係が報告されている（Lenz F.A. et al., 1983）[19]．

筋収縮による力の最大値 S_b（式(3.13)）は，式(3.15)で示したように，次式で表現した．

$$S_b = \beta \times S_{b0} \times S \quad ; \quad S_{b0} = 1.0 \times 10^7 \, [\text{N/m}^2] \tag{3.37}$$

S_b は，部位の質量に依存するので β を用いて部位の影響を表現する．値は表3.4に示した．

表3.4以外のパラメータについては，次のように設定した．

式(3.11)において用いられた脊髄神経系におけるゲイン H_1 は，

$$H_1 = 3.0 \times 10^4 \, [\text{pps/m}] \tag{3.38}$$

を用いた．この値は，指の振戦において，発生源と考えている脊髄反射神経系と上位中枢神経系の研究において検討された値である[38]．

同じく，式(3.11)と式(3.22)において現れるゲイン比 h は，

$$h = 1.7 \tag{3.39}$$

を用いた．この値は，振戦の方程式を解いたときに，ピーク周波数が2個得られるために必要な条件をなしている[38]．

3.3.4 振戦発生方程式の解法結果

振戦方程式（式(3.27)）において，左辺（MMT）と右辺（NRT）とが一致する位相を求めると，ピーク周波数が得られる．図3.37は位相についての結果が示さ

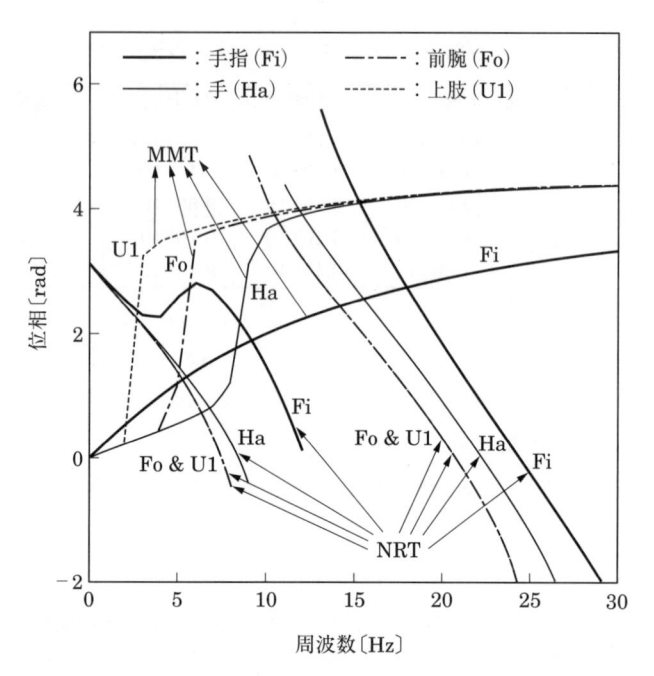

図 3.37 上肢4部位における振戦方程式（式（3.27））の解法結果
（各部位の位相（Phase）における式（3.27）の左辺（MMT）と右辺（NRT）の一致点（交点）が求める周波数（f_{peak}）である）

表 3.5 振戦方程式（式（3.27））から求めた上肢部位のピーク周波数

部 位	低周波ピーク	高周波ピーク
手指	9.0Hz	18.0Hz
手	7.0Hz	12.0Hz
前腕	5.1Hz	10.6Hz
上肢	2.9Hz	11.0Hz

れている．$h=1.7$とゲイン比を置くと，ピーク周波数が2個得られることが先行研究[2]で明らかになっている．この値を用いるとピーク周波数は以下のとおり2つ得られる（表3.5）．

4部位のピーク周波数の1つは必ずアルファリズム（8〜13Hz）となっている．モデルから得られたこれらの理論値は，実験値（図3.38：図3.8の再掲）とよく

一致している.

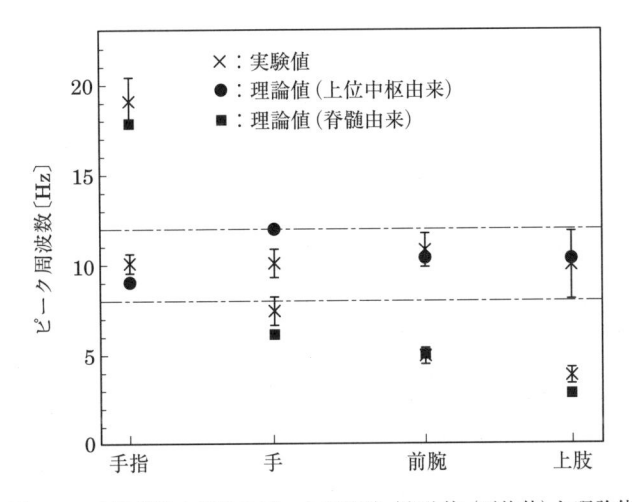

図 3.38 上肢部位の振戦のピーク周波数（実験値（平均値）と理論値）：手指(Finger), 手(Hand), 前腕(Forearm), 上肢(Upper Limb)の4部位のピーク周波数は，アルファ(8〜13 Hz)成分が共通（図 3.8 を再掲）

この応用として，下肢全体や下腿，体幹などの身体部位への解析が可能である．そして，健常者と関節疾患者との比較を行うことができる．関節疾患者としては肩関節[39]，膝関節，股関節の評価ができる．各関節疾患における種類の違いを区別したり，障害度（重症度）の評価をしたりすることが可能である．

3.4 振戦のまとめ

振戦は身体部位の機械的振動である．

まず，振戦の研究対象である身体部位（上肢，前腕，手，手指，下腿など）を示し，身体部位の関節の評価を行うことを述べた．そして，発生メカニズムの研究史について述べた．発生要因は脊髄，上位中枢（脳），筋の機械振動，心弾動図が挙げられ，研究の初期では単独の発生要因を提唱しているが，研究が進むにつれて複数の発生要因が考慮されてくる．発生要因はこれら4種の要因すべてで

あると考えられる．問題はどの要因がより重要な発生要因かということになる．過去の研究の経緯から，脊髄と上位中枢が振戦発生の主役と考えられる．

振戦の実験では，手指や上肢などを対象に重量，浸水，ばね，気球などの負荷を課したり軽減したりする実験を行い，振戦のスペクトルを調べた．これらの実験から振戦の主要な発生要因が脊髄と上位中枢であることを示した．

振戦の発生モデルを示し，振戦の数理方程式を提案した．この理論式による結果は，振戦の実験結果であるパワースペクトルの主要周波数と振幅を説明し，理論と実験の一致を得た．この結果は，振戦の発生が脊髄と上位中枢の神経系により行われていることを理論的に検証した．

振戦の応用として，重量負荷による疲労評価，長時間作業の疲労評価，上位中枢障害であるパーキンソン症者の重症度判定など取り上げた．振戦はこれらの応用研究に有効に利用できることを示した．

第4章

マイクロバイブレーションの特性と発生メカニズム

4.1 MVの発生メカニズムの研究史

　マイクロバイブレーション（体表面微小振動，MV，Microvibration）は，皮膚表面上の微細な機械的振動である．マイナートレモー（Minor Tremor）とも呼ばれている（稲永和豊，1966）[2, 3]．

　オーストリアのRohracher H.（1946）[9]は，多くの温血動物のMVを測定し，1944年に人間を含む温血動物の皮膚表面にMVが発生していることを発見した．人間では，振幅が$1 \sim 5\mu m$，周波数は$6 \sim 12Hz$であることを見出した．人間以外の温血動物では，周波数は高く，例えばイルカ，イヌ，牡牛，家兎は，それぞれ$26Hz$，$29Hz$，$39Hz$，$44Hz$であった．カメ，カエル，ヘビなどの変温動物には温血動物に見られる大きなMVの振幅は認められなかった．そして，MVが認められる場合でも間歇的にしか発生しなかった．また，温血動物に顕著に見られることなどから，MVは体温調節のために持続的に発生していると考えた．MVの持続的発生は，体温調節を司る上位中枢から自律神経系へ絶え間なく信号を伝達し，その信号（電位伝達）は，筋肉（横紋筋）へと伝達されて筋肉が収縮弛緩を繰り返し，筋肉上の皮膚が機械的振動をする経路を考えた．また，筋収縮に伴う代謝が体温の生成と調節を司るとした．この考え方に基づく応用研究は，季節変動の影響（山内育朗，1964）[14]，冷水・温水のMVへの影響（菅野久信・稲永和豊，1958）[11]など自律神経系への関与の研究がなされた．

　MVの研究は，Rohracher H.（1946）[9]による発見以後最近まで以下に示すよ

うに，ほとんど日本の研究者によってなされてきた．

菅野久信と稲永和豊[10, 11]は，動物（家兎，イヌ）の心臓摘出後，30分経過した時点までMVの振幅が減衰するものの持続して発生していることを見出し，心拍動が発生源となり身体全体に発生する心弾動図説を否定した．さらに，脊髄切断実験を行った．ネコの脊髄後根の切断実験ではMVは消失せず，脊髄前根を切断した場合にMVは消失した．脊髄前根は上位中枢からの情報を受け入れるので，脊髄後根が切断されても筋肉への指令は上位中枢から送られ筋収縮を起こすことが可能である．この実験事実から，MVの主要な発生源は心拍動でなく，運動神経のγ運動系を含む脊髄反射であることを主張した．

γ運動系は，上位中枢から筋中の筋紡錘に信号を伝達する神経経路である．上位中枢からの信号の伝達経路は，信号が脊髄を通過して筋線維と筋紡錘に同時に到達して主に筋紡錘が活動し，筋紡錘からの信号が脊髄に送られ，脊髄から再び信号がα神経線維を伝達して筋線維に到着して筋収縮を起こす．これを繰り返すことにより筋は産熱する．つまり，信号は運動神経において，1回目に主にγ神経線維，2回目はα神経線維を伝達して筋線維に到達する閉経路をたどる．

具体的には，以下に示すように上位中枢の信号は脊髄を2回通過する．そして，上位中枢から信号（指令）がある限りこの伝達経路を繰り返す．

［上位中枢］―［脊髄］―［脊髄前根］―［遠心性神経線維（主にγ運動線維）］―［筋紡錘：上位中枢からの信号を検出し，信号発生］―［求心性神経線維（感覚神経線維）］―［脊髄後根］―［脊髄前根：反射］―［遠心性神経線維（α運動神経線維）］―［筋線維：筋収縮し産熱］

以上に示した信号電位の伝達経路からわかるように，菅野久信と稲永和豊は上位中枢の関与も認めている．さらに，直接的に上位中枢の影響を見るために，Sugano H.（1963）[12]はネコの視床下部における体温調節部位を電気刺激して，交感神経とMVとの関係を認めている．

吉井直三郎ら（1961）[16]は，MVの発生要因は筋肉であるが，心拍動による全身振動（心弾動図）の影響も同等に認めている．

Buskirk C.V. and Fink R.A,（1962）[1]は，イヌで実験を行い，脊髄後根の切

断によって振戦の振幅は減少するが消失しないことから，神経系の関与を否定して心弾動図説を支持している．機械的振動を振戦とMVを区別しないで示している．実験結果は，心臓摘出によりいずれの機械振動も消失することを示している．

尾崎俊行ら（1962，1972）[7, 8]は，菅野久信と稲永和豊の動物の心臓摘出実験は，非生理的な実験であると述べており，生理学的条件でMVを測定すべきであると指摘している．心臓摘出実験は生体の機能が急変し神経系に影響を与えるので，γ神経線維が心臓摘出30分まで正常に機能していたかは疑わしいと述べている．したがって，30分まで得られたMVは疑問と考えた．そこで，生理学的実験として，家兎の心臓に薬物（塩化カリ）を注入すると3分後にMVが完全に消失した結果を得たことから，心拍動がMVの主要な発生源であるとしている．しかし，上位中枢の影響も認めている．

山内育朗（1962）[13]は，上位中枢の働きを示す脳波とMVの関係がないことを報告したが，伊藤久（1967）[6]は眼瞼への光刺激によるMV（誘発眼瞼MV）の測定から，上位中枢の関与を認めている．

菅野久信と稲永和豊の脊髄切断実験[10, 11]については，井上茂夫（1960）[5]が脊髄の切断箇所によってMVの消失状況が異なることを報告しており，菅野久信と稲永和豊の説とは異なる報告をしている．伊藤久[6]は，眼瞼MVについて眼瞼を駆動する眼輪筋は筋紡錘が存在しないのでγ運動線維の存在が認められず，菅野久信と稲永和豊の説（γ運動系を含む脊髄反射）は全面的に支持できないことを報告している．また，頭頂MVについては，頭頂部は腱膜に覆われ筋肉が認められない部位であるので，同じくγ運動系を含む脊髄反射説のみではMVの発生を説明できないことを報告している．

以上の研究報告から，MVの発生メカニズムは複雑で1つの説で説明することはできない．発生メカニズムを確定させるためには，まだ多くの実験が必要である．例えば，中枢神経や自律神経系への薬物投与や生理学的な刺激（例えば，電気刺激，部位圧迫）などの実験や疲労実験を行って，MVの主要因（上位中枢，脊髄，心拍動）に影響を与えてMVを測定すること，脳や筋肉の疾患者の測定を

することなど多くの実験方法が考えられる．

　発生メカニズムの研究経緯は，3章で述べた振戦の発生メカニズムの探求と類似している．過去の研究からMVの発生要因は，脊髄反射，心拍動，上位中枢の3種が考えられる．いずれが主要因かは決着していないが，MVはこれら3種が関与していることは間違いない．心拍動がMV波形の振幅を主に表現しており，心拍動の波形に脊髄反射と上位中枢の神経系が影響を与えていると考えるのが妥当であろう．

　発生メカニズムを明らかにするために，いくつかの実験条件の基にMVを測定したので，次節において示す．

4.2　MVの実験的研究

4.2.1　種々の測定部位のMVと姿勢によるMVへの影響

　種々の姿勢におけるMVの特徴を示してみよう．各姿勢において，3つの部位（眼瞼，上腕二頭筋，拇指球）を取り上げた．MVの測定波形の例を図4.1に示した．また，胸部からの心電図も同時に示している．ここで"拇指球"とは手の平における親指の付け根の膨らんだ部分のことである．拇指球はthenarと呼ばれている部位である．MV波形は個人差があり，紡錘型や瓢箪型が一般に多い．図に示した波形から見られるように，心電図のR波（ピークの波）の後にMV波形は振幅が大きくなっているので心拍動成分が優勢で，その後に血流が増大し骨格筋の活動が起こるので，皮膚表面の振動が影響を受ける．そして，心拍動成分発生後に振幅の小さくかつ周波数の高い成分が加わる．この波形発生経過をR波の発生ごとに繰り返している．

　姿勢について見ると，仰臥位（supine position）において，MV波形が規則的に発生している．リラックスした立位（standing at ease）姿勢時では，MV波形の規則性が低下している．そして，椅座位（sitting on chair）では，MV波形は振幅が他の姿勢よりも大きく複雑な波形を示し，規則性は明確ではない．この

				(仰臥位)　　　　　　　(椅座位)　　　　　　　(立位)

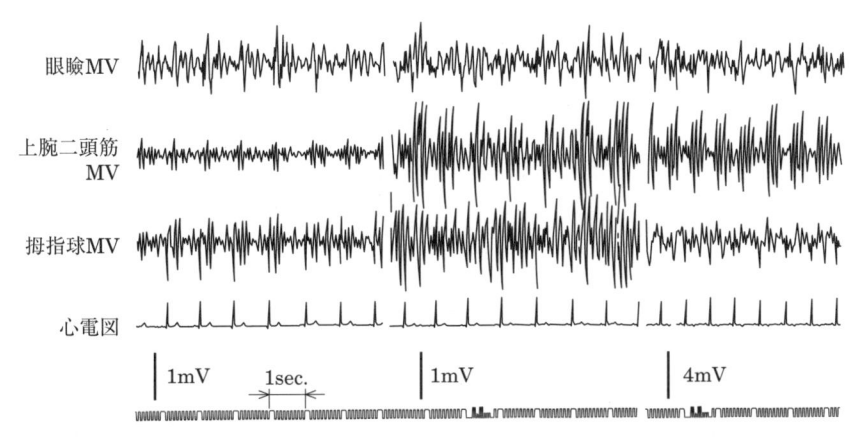

図 4.1　測定姿勢の違いによる部位別のMVの例 (健常者, 20歳代)：(姿勢：仰臥位 (supine), 椅座位 (sitting on chair), 立位 (standing)；波形は, 上段から, 眼瞼 (eyelid) MV, 上腕二頭筋 (m. biceps brachii) MV, 拇指球 (thenar) MV, 心電図 (胸部誘導), 経過時間)

特徴は上腕二頭筋と拇指球で顕著である．この原因は，ここに示した椅座位では手を膝の上に置き，手の平を上向きして測定した場合であり，大腿部からの心拍動が上腕二頭筋と拇指球に加わったものと考えられる．ここでは示さなかったが，上肢を机の上に置いて測定した場合は，MV波形の規則性はやや明確になる．一方，眼瞼 (eyelid) 上のMVは姿勢の影響をあまり受けない．以上のような結果から，MVの測定姿勢は規則波形が明確に得られる仰臥位での測定結果が多い．

次に，種々の測定部位におけるMV波形をフーリエ変換してパワースペクトルを求めて，周波数成分でMVの特徴を見てみよう．MVの主要な発生源である心臓部から発生する心拍動は，1秒間に1回程度であるので，周波数としては1Hz前後である．この心拍動が身体の骨や筋肉を伝達して皮膚表面に機械的振動が到達すると，どの程度の周波数となるのだろうか．測定例を図4.2に示す．図のように，部位によってパワースペクトルは特徴ある形状を示す．

多くの論文に報告されている拇指球では，図4.2の(h)で示したように単峰性のスペクトルを示す．その主要周波数は10Hz前後が得られる．周波数は心拍動

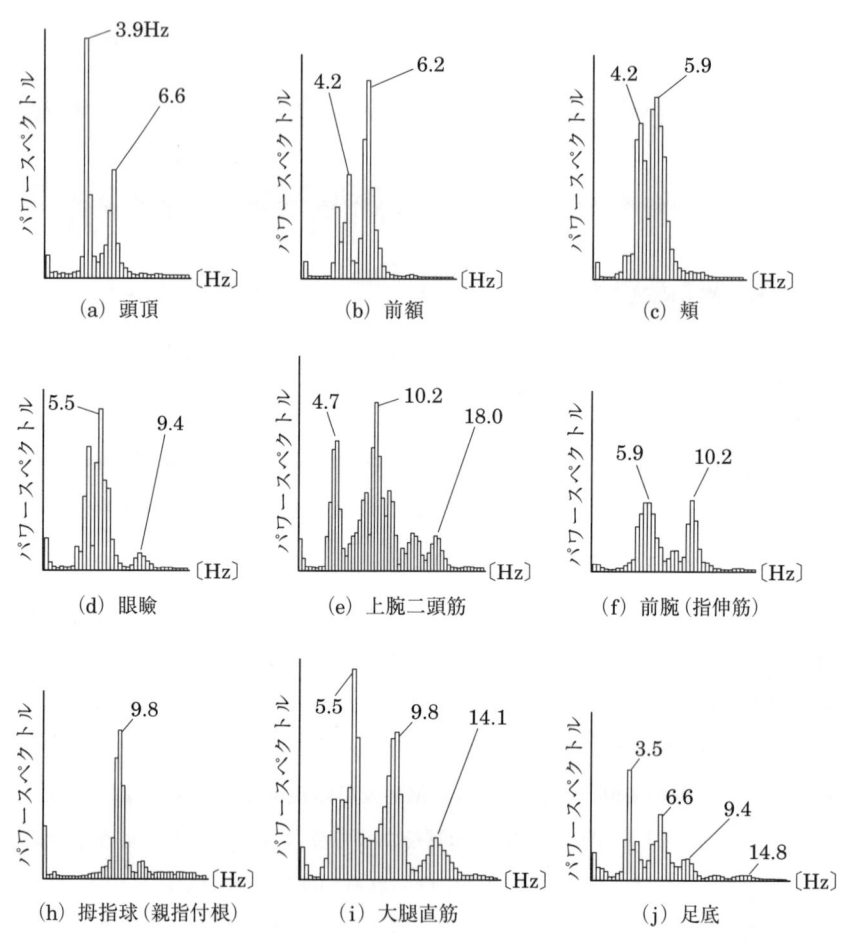

図 4.2 部位別のMVのパワースペクトル（MV測定姿勢：仰臥位，データ時間：3分間，基本周波数（最低周波数間隔）：0.39Hz）

の周期から予想される1Hz前後ではない．心拍動が皮膚表面までに伝達する経路において，骨や筋肉の影響を受けて周波数が変動したことを示している．図4.1において，心拍動の後に拇指球MV波形のピークが見られるが，そのピーク波形は複雑な波形群を示しており，この複雑な波形の周波数が10Hz成分を示している．

単純なパワースペクトル形状を示す部位は，図4.2の(a)頭頂と(d)眼瞼である．2峰性をなしている．また，同図の(e)上腕二頭筋，(i)大腿直筋，(j)足底はより複雑なスペクトル形状を示している．

心臓から遠方にある部位のMVほど周波数が低下すると考えられるが，必ずしもそのような傾向は見られない．部位特有のパワースペクトルを示している．この特徴を利用して，単峰性の拇指球では，周波数は測定条件によってあまり変動しないので，ピーク値の変動を評価することで，測定条件の評価に用いている．

2峰性のスペクトルを示す眼瞼MVでは，眼瞼の働きは筋肉で働くので心弾動図よりも筋由来の働きが考えられ，上位中枢の影響を強く受けている．応用としては，睡眠時の睡眠段階判定においてREM睡眠時に眼球が急速に動くので，REM段階の判定に有用である．頭頂MVは身体外部から測定しやすいので利用されている．特に，子供のMVを測定するときにこの方法が利用されている（五十嵐勝朗，1974)[4]．上腕二頭筋は数種の特徴あるパワースペクトルを示しているので，筋疲労や環境温度の影響，心理的ストレスの影響を評価することが考えられる．

4.2.2　長時間タイプ作業によるMVへの影響

長時間のタイプ作業による眼瞼，上肢（上腕二頭筋），手指（拇指球）の3部位の皮膚表面のMVへの影響を調べた結果について示してみよう．

測定条件は，資料をパソコンに入力する作業である．作業時間は全体で5時間行った．一連続作業時間は1時間，休憩は昼休み1時間，一連続作業終了ごとに15分間取った．MV測定時間は準備を含めて最大15分間取った．

MV測定は作業前（午前10時15分），一連続作業を2回終了後（午前12時50分），全体の作業終了時（午後5時25分）の3回行った．被験者は20代男性1名の測定例である．

タイプ作業5時間前後の3部位のMV波形と心電図を図4.3に示す．

上腕二頭筋と拇指球のMVは，作業前においては心電図の大きいピーク値（R波）の後にそれぞれ振幅が大きくなっている．MVに心拍動の成分が見られる．

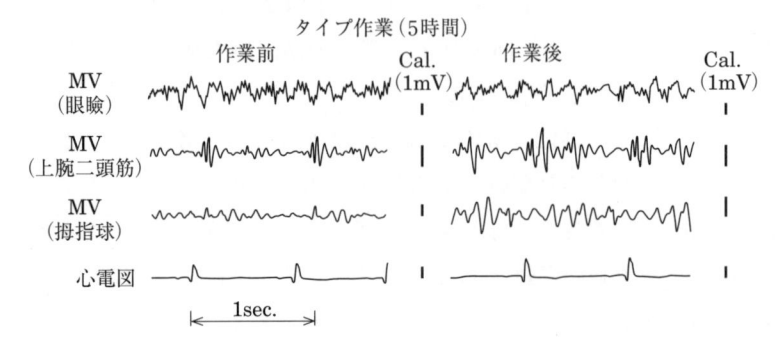

```
                    タイプ作業（5時間）
              作業前      Cal.    作業後      Cal.
       MV                 (1mV)              (1mV)
      （眼瞼）

       MV
    （上腕二頭筋）

       MV
     （拇指球）

      心電図
              |←1sec.→|
```

図 4.3 タイプ作業前と作業後における3部位のMV波形の例（MV測定部位：眼瞼（eyelid），上腕二頭筋（m. biceps brachii），拇指球（thenar）．MV測定姿勢：仰臥位，閉眼．MV原波形の右側のバーは加速度センサーから得た電位1mV）

しかし，眼瞼のMVでは，心拍動の影響は明確でない．5時間のタイプ作業終了後では，MV波形は3部位とも心拍動の影響は明確でなくなっている．そして，作業後の波形は作業前よりも振幅が大きい．特に，上腕二頭筋と拇指球において顕著である．そして，ピーク間の間隔が広がっており，より低周波になっているのが見られる．

定量的には，MV波形をフーリエ変換してパワースペクトルを求めて比較してみる．結果は，パワースペクトルの大きさ（2～30Hzにおける合計）を図4.4に示した．拇指球は，作業によるパワースペクトルの大きさには影響は見られず，眼瞼のそれは作業後低下した．そして，上腕二頭筋のパワースペクトルの大きさは増大した．

長時間の入力作業は，手指の付け根に負担がかからないのでパワースペクトルの大きさには影響がなかったと考えられる．入力作業中，視覚は絶えず使用するので，眼瞼を働かす筋肉（眼輪筋 m. orbicularis oculi の眼窩部（瞼））が長時間の視覚作業により疲労し硬くなる．解剖学的には，眼窩部には動脈は走行しておらず，眼の下（眼窩下）に動脈があるが細い．このような構造になっているため，眼瞼表面のMVは抑制されて測定されるものと考えられる．一方，上腕二頭筋

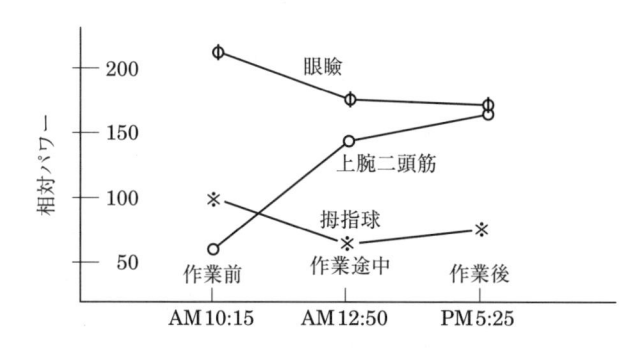

```
                タイプ作業（5時間）

    200  ─┬────●─────────眼瞼
          │         ●━━━━━━━━━●
    150  ─┤                    
相         │              上腕二頭筋
対    100  ─┤※━━━━━━●
パ         │         拇指球
ワ         │       ※━━━━━━━━━※
ー     50  ─┤●
           作業前   作業途中   作業後
          AM 10:15  AM 12:50  PM 5:25
```

図 4.4 タイプ作業前と作業後における部位別パワースペクトル
(作業時間；5時間，測定姿勢：仰臥位．パワースペクトル積分範囲 (Full Band)：2 - 30 Hz 縦軸：パワースペクトル (Full Band) の相対値表示；作業前拇指球 (thenar) のパワースペクトル (Full Band) 値を100とした．横軸：MV測定開始時間)

も眼瞼と同じように筋疲労し硬くなる．この筋の場合は，上腕二頭筋の深部に太い腋窩動脈から分離した上腕動脈と上腕深動脈の2本が走行しており，心拍動により疲労後の硬直した上腕二頭筋により大きな機械的振動を与える．

この結果は，眼瞼MVと上腕二頭筋MVのパワースペクトルの変化が長時間の作業負担の評価に利用できることを示している．

4.2.3 飲酒による拇指球部MVへの影響

薬物効果が中枢神経系に与える影響をMVで評価するために，飲酒の実験を行った．測定条件は，アルコール濃度43％の酒（180 cc）を食べ物を採らずに30分間かけてゆっくり飲んでもらった．被験者は20歳代男性1名である．MVは飲酒前，飲酒後30分，1時間半後の3回，各2分間仰臥位で測定した．MV測定部位は**拇指球**で行った．被験者は飲酒1時間後に酔いから醒めたと訴えていた．

MVのパワースペクトルは図4.5のように得られた．飲酒前の拇指球MVは周波数10 Hz付近の単峰性であるが，飲酒30分後では主要周波数10 Hz付近で変動がないが，それより高い周波数領域にピークが出現した．さらに飲酒1時間半後

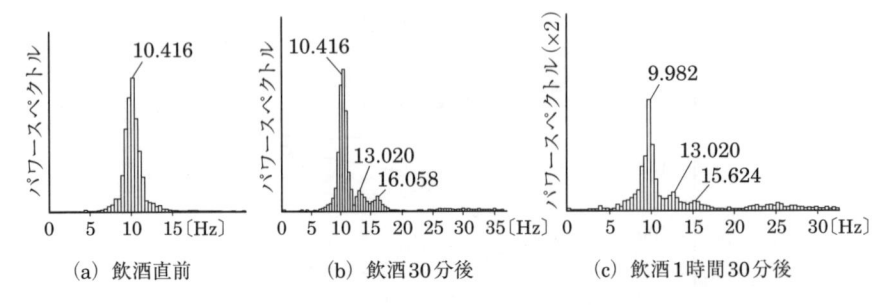

図 4.5 飲酒による拇指球MVパワースペクトル変化（アルコール濃度43％，180cc，飲酒時につまみは取らなかった）．(c)の縦軸の表示（×2）は目盛が(a)，(b)と比べて2倍大きいことを示す．

においては，同じく主要周波数には変動はないがより高い周波数成分が多く出現する．そして，パワースペクトルの大きさは，飲酒前の約2倍に増大した．図4.5(c)の縦軸の目盛は（a），(b) よりも2倍に目盛ってあるので，パワースペクトルの増大が認められる．

飲酒により中枢神経に影響を与えると主要周波数は変動がないが，主要周波数成分のパワースペクトルが増大し，主要周波数より高い周波数成分が増加することが特徴である．

この結果からは，被験者は飲酒1時間後に酔いが醒めていると報告しているが，MVのパワースペクトルからは，まだ酔いが醒めているとはいえない．

4.2.4 睡眠中の眼瞼上MVの特徴

睡眠において，REM睡眠は眼球が急速に動くので，眼瞼上のMV（眼瞼MV）がREM睡眠検出に役立つかを調べた結果を示そう．

測定は，頭頂部の脳波（EEG），顎の筋電図（EMG），眼の周りの眼球電位図（EOG），眼瞼のMV，胸部の心電図（ECG）の5種の生体情報を測定した．図4.6に測定例を示す．眼瞼MVの振幅は覚醒時に大きく，心電図のR波の発生後にMVは紡錘型の波形群が見られる．Non-REMの睡眠段階が浅い睡眠（S2）から深い睡眠（S4）へと移行するにつれてMVの波形は平坦になる．REM段階

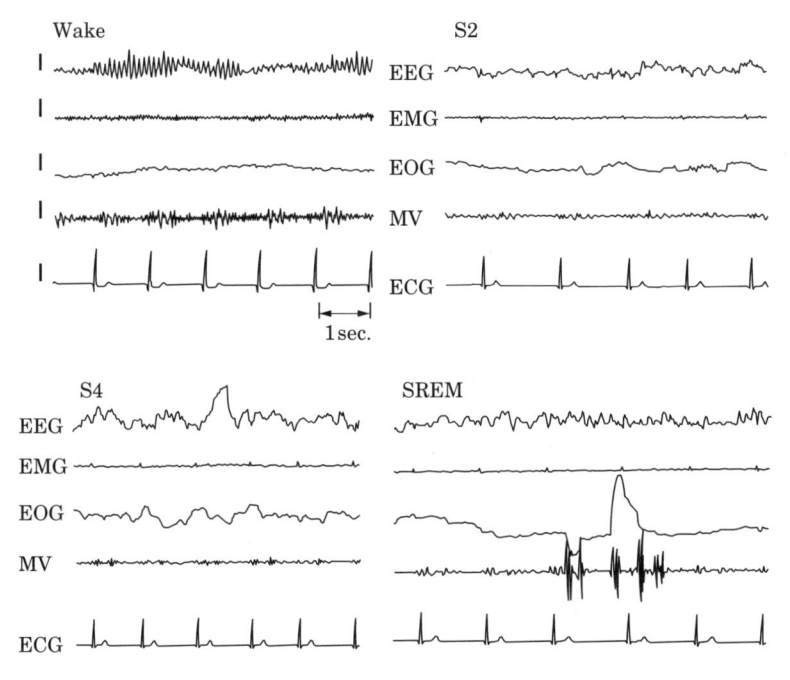

図 4.6 睡眠時の脳波（EEG），筋電図（EMG），眼球電位図（EOG），眼瞼 MV，心電図（ECG）（Wake；覚醒，S2；Non-REM段階2，S4；Non-REM段階4，SREM；REM段階）

（SREM）では，EOGが変動するにつれて眼瞼MVも急峻な変化を示している．

3時間半の睡眠時間における結果を図4.7に示す．眼瞼MVのパワースペクトルのピーク値を算出して，睡眠段階と比較してある．パワースペクトルは値の最も大きいピークと次に大きいピークをそれぞれ第一ピークと第二ピークとしてある．結果を見ると，覚醒時はMVの第一ピーク値は大きい．Non-REMで睡眠深度が浅い段階から深い段階に変化した場合，MVのピーク値の変化は一定で傾向を示さない．一方，REM睡眠においては，眼瞼MVのピーク値は大きく増大する．REM睡眠後のNon-REM睡眠では，眼瞼MVは大きくなっており，Non-REM睡眠段階と眼瞼MVのピーク値とは関係が明確でない．

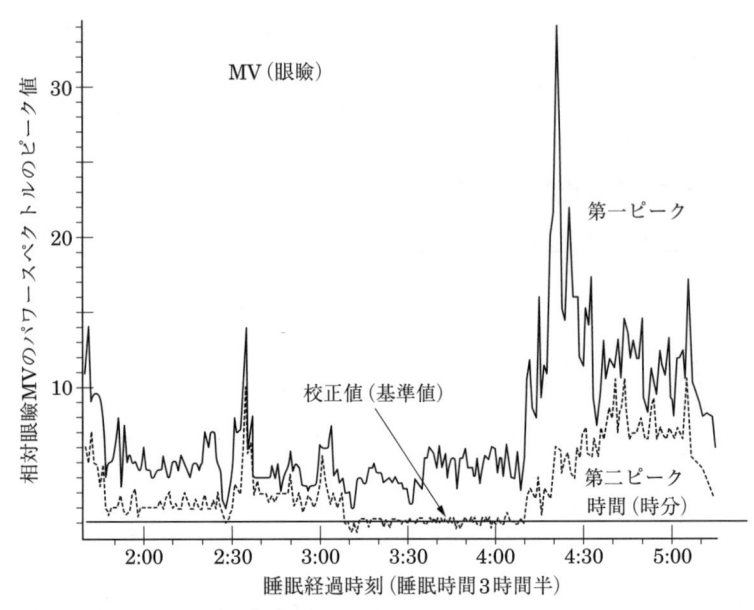

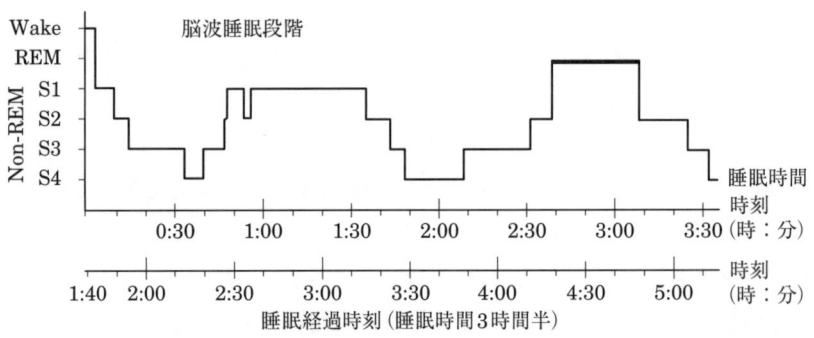

図 4.7 睡眠時における睡眠段階と眼瞼 MV スペクトル値との関係：眼瞼 MV スペクトルは校正値（calibration level）を 1 とした相対値で表示．

　結局，Non-REM 睡眠においては，眼瞼 MV のパワースペクトルは睡眠段階と相関が認められない．REM 睡眠において，眼瞼 MV のパワースペクトルのピーク値が変化するので，REM 睡眠の評価に眼瞼 MV が利用できる．

4.3 MVのまとめ

　MVの発生要因は脊髄反射，心拍動，上位中枢の3種が考えられる．MVの発生メカニズムは研究の初期では単独の説が提唱されるが，研究が進むと複数の発生要因で説明されるようになる．現在では，上記に示した3種の発生要因が発生に関与していると考えられる．

　測定時における姿勢の取り方と測定部位によってMV波形は特徴を有する．一般には仰臥位で測定され，拇指球MVは振幅の変化により発生の主要因を捉えやすいため多くの研究がなされている．

　上腕二頭筋MVは，長時間に手指と上肢を使用する労働負担評価に利用可能であり，上腕や前腕の筋肉の筋電図による筋疲労評価とは異なった評価ができる．つまり，長時間による労働によって心弾動図，上位中枢，脊髄反射に影響を与えているので，これらの要因による疲労評価を行うことができる．

　飲酒効果の結果は，上位中枢の要因が評価されている．眼瞼MVは，睡眠段階判定においてREM睡眠の検出が可能であり，眼瞼付近のEOGと顎のEMGの代用となる．

第5章
震えの特性と発生メカニズム

5.1 震えとは何か？

　震え (Shivering) は，抑制の効かない不随意（無意識）の急速な身体全体の機械的振動である．この振動は筋肉運動により発生する．また，震えは眼に見える振動であると定義されている．一方，身体部位（例えば，指や上肢）において，目視されない微小な機械的振動を生理的振戦（振戦）として呼ばれている．そして，生理的振戦は不随意に発生すると同時に随意動作（例えば，姿勢保持）によっても発生する点が震えとは異なっている．したがって，発生形態や発生要因が異なっており，区別されるべきである．しかし，一般には両機械的振動は区別せず扱かわれている．つまり，震えのことを振戦と呼んでいる場合が見られる（大江千廣，1981)[5]．

　震えと生理的振戦の分類は，大きく3つに分類されている（表5.1，柳澤信夫，2007)[9]．

　安静時振戦，運動時振戦，姿勢時振戦における震えや振戦についての特徴や発生要因については，表5.2と表5.3にまとめたので以下で説明しよう．

　安静時振戦は文字どおり休んでいるときの身体の振動である．運動時振戦は，動作をしているときの振動で，字を書いたり，話をしたりしているときに発生する身体の振動である．姿勢時振戦は一定の姿勢を保っているときで，例えば，腕を水平に保持しているときがこれに相当する．動かない姿勢で安静時振戦と類似しているように見えるが，一定の姿勢を保持するために筋肉の働きがあるところが，筋肉を働かさせない安静時振戦とは異なるところである．

表 5.1　震えと生理的振戦の分類と種類[*]

分類	種類
休止時振戦 （健常者，パーキンソン症，甲状腺機能亢進症（バセドウ症））	**安静時振戦** 　本態性振戦 　甲状腺機能亢進による振戦
活動時振戦	**姿勢時振戦** 　姿勢振戦 　羽ばたき振戦（アステリクシス） **運動時振戦** 　企図振戦（小脳性振戦） 　書痙

[*]震えと生理的振戦との差異は，目視できる大きいふるえが震えであり，目視できない微小なふるえが生理的振戦と一般に定義している．

表 5.2　震えと振戦の発生要因

要因	特徴・疾患	症状
寒冷	脳温度低下	・全身の震え
脳中のホルモン 分泌低下	パーキンソン症	・3大特徴（不随意運動，無動，固縮） ・手に顕著に出現，動作緩慢 ・震えは動作をすると消失 ・指先で小さな玉を丸める運動 ・震えの度合いに左右差存在
甲状腺機能亢進	バセドウ病	・身体伸展時小刻みな手の震え
薬物使用（精神安定剤）	禁断症状時発生	・目視できる震え
加齢，アルコール依存	本態性振戦	・アルコール中毒の場合は飲酒で震えが縮小 ・字を書くときに発生 ・両手を伸ばしたときに発生 ・無意識に首や手の震え発生（生理的振戦ではない）
小脳失調症	企図振戦	・動作中に発生，目標物に近づくほど震える
多発性硬化症	企図振戦	
緊張，興奮，恐怖	心因性振戦	・人前で話しをしてあがったときや不安のときに発生
筋力発揮	筋疲労	・重いものを持った後の震え
脳神経障害（肝疾患）	羽ばたき振戦	・上腕を伸展し，手を背屈すると，手が上下に羽ばたくように動く

表 5.3　震えの特徴

① 部位（瞼，頭，顎，手指，手，腕，筋肉）抑制できない動き
② 声が震える
③ 断続的または一時的に発生
④ ストレスにより震えが発生
⑤ 睡眠中は震えが停止する
⑥ 動作開始（物を取る，字を書く）ときに発生

　振動が，目視されるか否かで震えと振戦とを区別するが，両波形の周波数成分は異なっている．振戦が振動周波数を複数有するのに対して，震えは単数の周波数を示し，4Hzから8Hzの周波数が発生する場合が多い．
　眼に見える身体部位の振動である"震え"の現象または症状の例としては以下の事項が挙げられる．
① 寒冷環境：体温を上昇させるために筋肉の収縮伸展を繰り返して産熱をするために震える．この現象は，脳の温度の低下が震えの発生源と考えられている．
② 脳内ホルモン分泌低下：中脳における黒質につながる神経系の消失によりホルモン（ドーパミン）の分泌が低下したり，小脳機能が低下したりすることにより震えが発生する．前者はパーキンソン症であり，後者は小脳失調症である．
③ 精神状態変化：緊張，興奮，恐怖などの精神状態変動によって震えが発生する．
④ 動作開始または動作保持：人前で話をするとき，字を書くとき，物を取ろうとするとき，歩くとき，両腕を水平に前に出し手の平（掌）を下に向けたとき（姿勢保持時）などの場合に自分の意思に反して震えが発生する．この種の震えは本態性振戦である．ここでいう本態性とは，原因不明という意味である．
⑤ 高齢化：高齢になるにつれて静止時または安静時に身体の部位の震えが発生する．本態性振戦と呼ばれている．老人性振戦とも呼ばれている．
⑥ 薬物摂取：薬物依存によって安静時に震えが発生する．アルコール飲用は薬物依存の一種と考えられる．薬物の禁断症状の一種として震えが発生する．アルコールを飲用することによって震えが縮小するので，老人性振戦とは異なった症状である．アルコール飲用あるいは広く薬物摂取により，中枢神経

系機能の低下を招いたために発生する．

本態性振戦とパーキンソン症との違いは，安静時に震えるのが"パーキンソン症の震え"，動作をしたときに震えるのが"本態性振戦"である．

首の震えは本態性振戦に属す．振戦ではなく震えである．パーキンソン症には見られない．

以上示した"震え"に影響を与える事項は，すべて脳神経機能における変化として捉えられる．

生理的振戦は，主要な発生源が"脊髄"と"上位中枢"の2つの神経系の働きであるとされている．脊髄では反射の機能が働く．上位中枢は随意動作となる．

震えは，ストレスによる精神的影響や脳内温度の低下によって発生する．また，小脳の障害（小脳失調症）や中脳（黒質）の障害（パーキンソン症）により震えが発生する．さらに，アルコール依存や加齢の影響によっても震えが発生している．これらの症状の原因は脳の機能の低下を示しており，発生源は"上位中枢の機能変化"によると考えられている．震えの周波数は4Hzから8Hzの間であり，スペクトルは単峰性を示す．

震えの実験は健常者について実験条件を設定するのが難しい．怒りや興奮状態を被験者に自然に行わせることは容易でない．また，寒冷状態において震えを発生させるには準備時間を要する．また，震え発生までの時間に個人差が大きい．以上の理由で震えにおける測定データは少ない．例として，Lippld O.C.J. et al. (1959)のパワースペクトルの結果を図5.1に示しておく．この結果は，中指の震えである．震えの発生していない状態において，中指に50gの重量負荷を課し，中指を水平保持させたときのパワースペクトル（図5.1, N）と寒冷状態に置いた後の同条件でのパワースペクトル（図5.1, S）である．

震えが発生していないときは，中指の機械的振動の主要な周波数は明確ではなく，パワースペクトル値も小さい．寒冷による震え発生後は7～10Hzの範囲に単峰性のパワースペクトルのピークが見られる．ピークが明確でないのは，1950年代の報告であるので，波形解析技術が発達していないためである．

疾患者については，筋電図で表現した結果がClinical Neuroscience（25, 270-

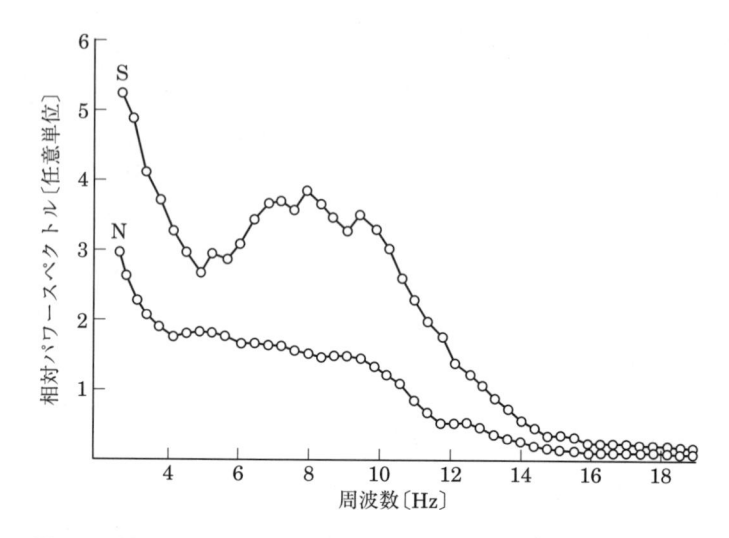

図 5.1 震えのパワースペクトル (Lippold et al., 1959)[3] 中指に50gの重量負荷課す (Nは重量負荷時のパワースペクトル. Sは寒冷暴露後の震え発生時における重量負荷時のパワースペクトル)

273, 2007)[9] に示されている．また，重度のパーキンソン症の例はMakabe H. and Sakamoto K.（2000)[4] に示されている．

5.2　震えの発生メカニズム

　震えの発生源は，生体外の要因としては低温が，生体内の要因としては上位中枢（脳）と下位中枢（脊髄）が考えられる．

　Horsley V. and Schaefer E. A.（1886)[2]は，イヌ，ネコ，家兎，サルなど哺乳動物の皮質を電気刺激すると筋肉が持続的に収縮して10Hz付近の機械的振動を報告している．彼らは，機械的振動を震えとは扱わず，筋収縮の特性と報告している．震えは，1880年代にはまだ認められていなかったと思われる．

　Sherrington C.S.（1924)[7]は，イヌの脊髄を切断後にイヌを冷水に浸けると震えが発生することを最初に発見した．震えの主要な発生源は脳温の影響による上位中枢の関与を指摘した．脊髄反射（spinal reflex）の影響はないと考えた．

Denny-Brown D. et al.（1935）[1]も同様の実験を行い，震えは延髄に属する脳幹網様体であると主張した．

　しかし，Perkins J.F.（1945）[6]は，同様の実験では震えを見出さなかった．さらに，上位中枢の障害がある場合は，冷水実験によっては震えに変化が見られなかった．この結果から，震えの発生は上位中枢のみによらないと考えた．発生源は下位中枢になんらかの自己受容器（proprioceptor）が存在し，そこから求心性のパルスが上向して，上位中枢が興奮する機構を考えた．

　Perkins J.F.の考えは，上位中枢説を否定している．

　Lippld O.C.J. et al.（1959）[3]は，電気刺激や接触刺激を与えると震えが発生することを見出した．この場合には発生する震えの波形は，規則正しい波形と不規則な波形の混成であった．そして，求心性神経の遮断（deafferentation）により，規則正しい波形が欠落することを見た．この規則正しい波形は脊髄反射により発生すると考えた．また，求心性神経の遮断にもかかわらず不規則波形は存在している事実から上位中枢の関与を示唆している．上位中枢と脊髄反射の両要素を発生源としている．

　大江千廣（1981）[5]は，動物の脳内刺激の実験から，震えは上位中枢が支配的であることを示した．この見解は，大脳の赤核や黒質，小脳の病変で震えが増大し，視床の一部（視床腹中間核（視床Vim核））の凝固手術により震えが消失する結果から，発生源は上位中枢としている．また，赤核と視床Vim核がサルと人間に特異的に発達していることを指摘して，震えがサルと人間に特に顕著に出現していると述べている．むろん哺乳動物にも一般に見られる現象であるが，サルや人間に比べて震えの振幅は小さい．5.1節でも述べたが，大江千廣は，震えと振戦は振幅の大小で区別はしているが，発生メカニズムは同一との見解であり，震えを振戦として扱っている．

　以上，研究の歴史から，震えの発生源は上位中枢，下位中枢，上位中枢と下位中枢，そして，上位中枢へと変遷した．

　1990年代に入ると，パーキンソン症の治療面の進歩により，脳内の機能的測定や組織の生化学的評価が利用できるようになり，震えの発生物質がホルモン

（ドーパミン）の欠乏による脳内神経系の機能低下であることが明確になってきた．また，脳内温度変化の実験によると次の結果が示されている．脳内温度が36℃以下になると震えは増大し，33℃で震えの振幅は最大になる．そして，30℃以下になると脳内の機能が停止するため震えも消失する（島村宗夫，1974）[8]．したがって，現在では震えの発生源は上位中枢の機能変化によると考えられている．

5.3　震えのまとめ

　本章では震えの定義について述べた．そして，震えと振戦は発生形態と発生要因が異なり，両機械的振動は区別されるべきであることを述べた．しかし，報告されている論文や雑誌では区別されずに扱われている．震えの発生は脳（上位中枢）の機能変動により発生することを示した．振戦は上位中枢と脊髄の2種の神経系を発生要因と考えられている．この考え方の1つの証拠としては，震えの波形のパワースペクトルは単峰性で，振動周波数は1種類であるが，振戦のパワースペクトルは2峰性であり，その振動周波数は2種あり，発生要因が複数であることを示している．

　震えの発生メカニズムについては，研究当初動物実験が進められ，脊髄切断後，寒冷環境におくと震えが発生する結果から上位中枢説が唱えられ，その後，脊髄が主要因とする下位中枢説が現れたが，研究手法の進歩により，現在では震えは上位中枢が主要因と考えられている．

　震えの測定例は1例しか示さなかったが，冷凍庫での労働や過度の労働によるストレスなど，労働環境において震えは発生すると考えられる．また，薬物依存も震えの発生が得られる．これらの実験は被験者にとって過酷で，実験室で行うには限度があるが，労働現場や医療現場においては発生事例が見られるので，震えの測定・解析や観察は有用と考えられる．

第6章
筋音

6.1 筋音とは何か？

　筋音（Muscle Sound）は、筋収縮に伴う筋の微振動であり、1665年に初めてイタリアのGrimaldi F.M.により報告されている（Oster G. and Jaffe J.S. (1980)[18]より引用）．しかし、その報告は「母指を耳に入れて、こぶしを握って肘を動かすときに轟音がする」という非常に原始的なものであり、筋音の定量評価にはほど遠いものであった．20世紀半ばになってGordon G. and Holbourn A.H.S.（1948）[8]は、初めて圧電素子トランスデューサーを利用して筋音を電気信号に変換して記録した．その後、筋音の研究報告が数多く見られるようになったのは1985年以降である．筋音研究が大きく遅れた理由には、ごく最近まで微細振動を記録できる高感度のトランスデューサーがなかったことや、標準的な筋音計測装置がなかったことが要因として挙げられる．

　筋音に関する用語は、この微細振動が当初指や聴診器を使って耳で聞いたり、マイクロフォンを使って計測していたりすることによる「音」としての意味合いが深い．ゆえに，acoustic myogram（AMG），sound myogram（SMG），muscle soundもしくはmuscular sound（MS）などと呼ばれてきた．また、機械的な振動としての意味合いから，accelerometermyogram（AMG），vibromyogram（VMG）などとも呼ばれており、研究グループによってさまざまである．しかし、筋音は、「筋の機械的活動」を反映することから、「機械的」という意味合いをもつ「mechanomyogram（MMG）」という用語で統一されつつある[13]．特に、近年の

「European Journal of Applied Physiology」，「Journal of Electromyography and Kinesiology」では，ほとんどの論文でMMGという用語が使われている．日本におけるこの振動現象は，当初の「音」としての意味合いから「筋音」と呼ばれており，記録されたものを「筋音図」と呼んでいる[2]．

6.2 筋音の発生メカニズム

筋線維は，運動神経からの刺激を受けて活動電位を発生し，筋線維を収縮させることで張力を発生させる．そして，多くの筋線維で発生した筋張力が腱で統合され，骨を介して関節トルクを生み出す．

筋音は，筋収縮時に筋線維の径が拡大，変形する結果生じる圧波（微細振動）を測定したものであると推測されている（図6.1）[7]．また，表面筋電図が多数の筋線維の電気的活動の重畳波であるのに対し，皮膚表面で測定される筋音図は，多数の筋線維の圧波の空間的および時間的な重畳波であるとされている[17]．

6.3 筋音の測定手法

一般的な筋音の測定には，圧電素子型マイクロフォン，コンデンサー型マイクロフォン，加速度センサーなどの機械振動を電気信号に変換するトランスデューサーを利用する（図6.2(a)）．各トランスデューサーの特性に応じて得られる信号特性に若干の差異が認められる[12]．また，圧電素子型マイクロフォンは，形状が大きく重量も重いため，小さな筋の測定には不向きである．

計測において，トランスデューサーを対象とする筋の皮膚表面筋腹上に配置し，経皮的に計測するが，筋電図の計測のように皮膚抵抗を低減させるための前処理は必要ない．両面テープやサージカルテープでトランスデューサーを被験筋上に固定してやればよい．ただし，筋音は非常に微細な振動であるので，騒音や体振動などの雑音成分の混入には十分に注意する必要がある．特に，トランスデューサーをしっかり固定しても，そこからから出ているリード線の揺れがトランスデ

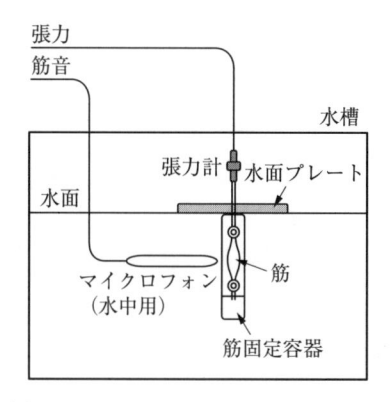

(a) マイクロフォンを用いた筋音計測装置　　(b) 単縮時の筋張力と筋音波形

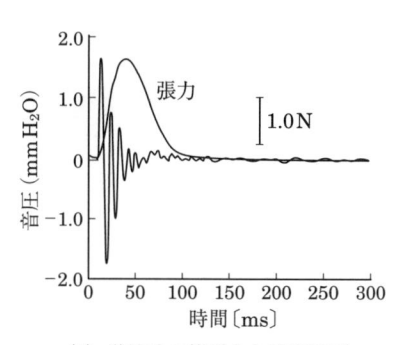

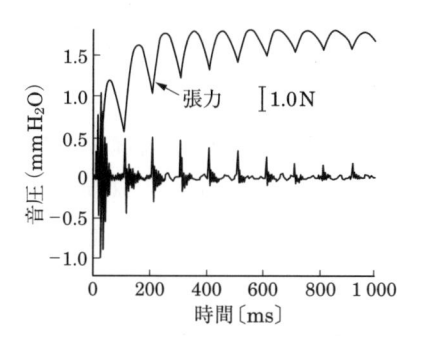

(c) 低刺激頻度での筋張力と筋音波形　　(d) 高刺激頻度での筋張力と筋音波形

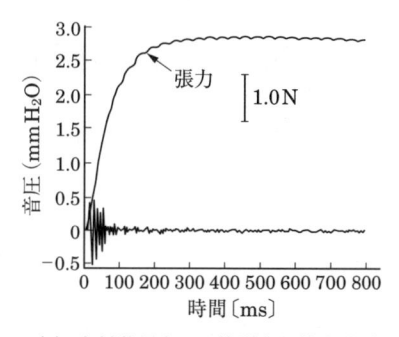

図 6.1 電気刺激筋収縮による筋音の計測（Frangioni et al (1987)[7]を一部改変）

ューサーに伝わる場合もあるので，リード線もテープで固定する必要がある（図 6.2 (b)）．

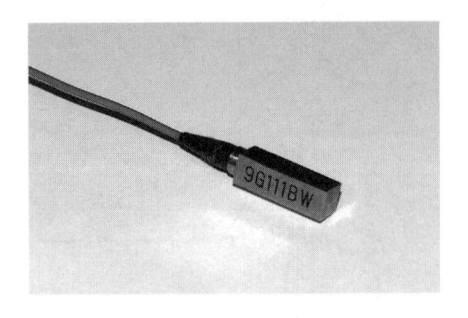

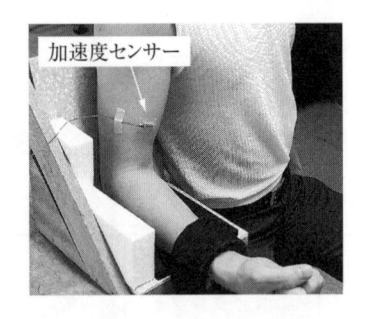

図 6.2 筋音の計測方法.(a)小型加速度センサー(縦4mm×横4mm×長さ13mm,重量1.3g, NEC Avio赤外線テクノロジー(株)),(b)上腕二頭筋の等尺性収縮時の筋音計測風景

6.4 筋音の基礎的研究

筋の電気的活動である筋電図と同様に,筋音を手がかりとした神経筋活動のメカニズム解明に関する研究が多数行われている.ここでは,静的な運動時(等尺性収縮)の研究を中心に発揮張力と筋音の関係,筋疲労に伴う筋音の変化について説明する.

6.4.1 発揮筋力と振幅特性

等尺性収縮時の発揮筋力の増加に対する筋音振幅の変化は,上腕二頭筋で直線的もしくは曲線的に[11,23],脊柱起立筋では曲線的に[21],母指内転筋では曲線的に[19],大腿四頭筋では直線的[20]に増加する傾向を示す.このような変化様相は,ほとんどの被験筋でほぼ直線的に変化する筋電位振幅と類似している.しかし,同一の筋であっても,高い発揮筋力では筋音振幅が平坦もしくは減少するという研究報告も上腕二頭筋[4,17],大腿四頭筋[3,10]で見られる.

Origio C. et al. (1989)[17]は,上腕二頭筋の発揮筋力と積分筋音図(iMMG)の関係を調べ,最大筋力(Maximum Voluntary Contraction:MVC)の80%までは%MVCの増大に伴ってiMMGは放物線状に増加傾向を示し,80%から

100％MVCでは発揮張力の上昇とともにiMMGは減少すると報告している（図6.3）．Matheson G.O. et al.（1997）[10]も大腿四頭筋の筋音図のRMS値は20％から80％MVCで発揮筋力に伴って曲線的に増加し，80％MVCから100％MVCで平坦もしくは減少する傾向を示すとしている．

Akataki K. et al.（1999）[3]は大腿四頭筋の筋音振幅が線形的もしくは曲線的に増加するタイプとMathesonらの報告のように高い発揮筋力で平坦もしくは減少するタイプが混在すると報告している．その原因としては，大腿四頭筋が羽状筋であるため皮膚表面に配置したトランスデューサー（ここでは加速度センサー）と皮下の筋線維走行方向との角度が発揮筋力よって変化するためとしている．この原因により，高い発揮筋力では羽状角が大きくなり，トランスデューサーは本来の筋音以外の振動成分を検出するため，高い発揮筋力で筋音振幅は見かけ上増加するとしている．なお，Akatakiらが考案した筋音以外の振動成分を除去する周波数解析法を利用すれば，高い発揮筋力で筋音振幅は平坦もしくは減少する[3]．

なお，高い発揮筋力で筋音振幅が減少する理由として，運動単位の発火頻度が高まるにつれて筋線維の収縮が融合し，幾何学的変形が追従できなくなったためと推測されている[17]．この見解より，筋音は筋線維内部の粘弾性と運動単位の活動様式を反映していると考えられている．

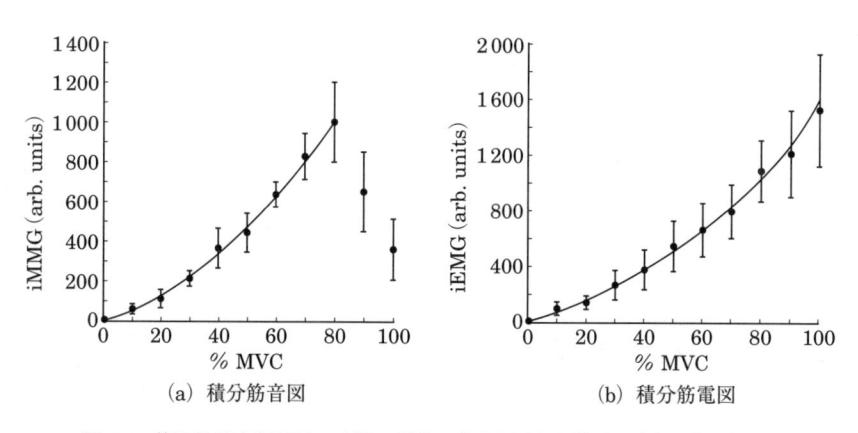

図6.3 等尺性随意収縮時の上腕二頭筋の筋音図(a)と筋電図(b)の積分値の比較（Orizio et al.（1989）[17]より引用）

6.4.2 発揮筋力と周波数特性

　筋音の周波数成分は発揮筋力の増加に伴って高周波領域にシフトし，帯域も広がる（図6.4(a)）[14]．発揮筋力の増大に伴う平均周波数の変化は，上腕二頭筋で曲線的（図6.4(b)）[5, 14]，大腿直筋，腓腹筋やヒラメ筋では直線的[6, 22]に増加する傾向を示す．そして，筋音の周波数特性からさまざまな筋活動様式の解明に向けた研究が進められている．

　上腕二頭筋の随意収縮による実験では，筋音の平均周波数の変化が，運動単位の平均発火頻度の変化とほぼ一致し[14]，ヒラメ筋や腓腹筋の電気刺激による実験では，刺激周波数と筋音の主要周波数成分がほぼ一致する[22]．このことから筋音の周波数成分が運動単位の発火頻度を反映すると推測している．また，随意収縮時の上腕二頭筋の周波数スペクトルは，30％MVC未満では6～15Hzにピークをもつ単峰性であり，30％MVC以上では15～45Hzに新たなピークをもつ多峰性になることから，15～45Hz帯（速筋線維の活動に対応）と6～45Hz（遅筋と速筋線維の活動に対応）のパワーの比から活動参加している筋線維タイプを推定しようという試みもなされている[1, 16]．

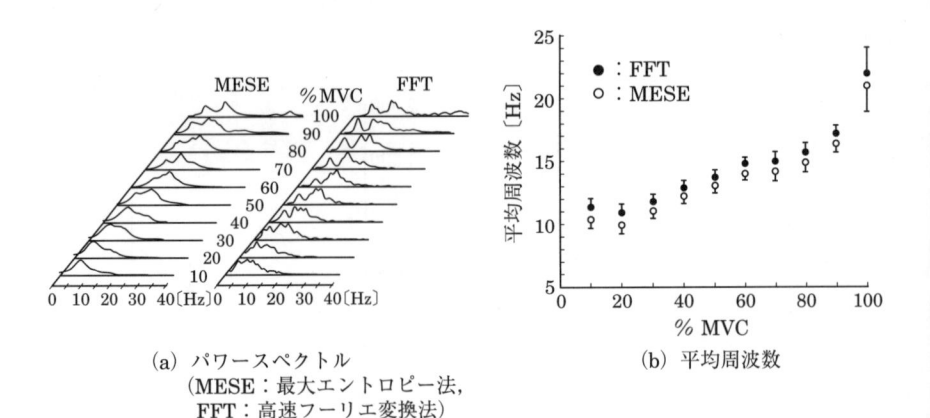

(a) パワースペクトル
　　（MESE：最大エントロピー法，
　　FFT：高速フーリエ変換法）

(b) 平均周波数

図6.4 等尺性収縮時の上腕二頭筋の筋音周波数特性
　　　　（Orizio et al.（1990）[14] より引用）

6.4.3 筋疲労における活動量と周波数特性

　筋音による筋疲労評価に関する研究を調べてみるとその傾向は，発揮筋力によって異なる．

　上腕二頭筋の等尺性収縮を行わせた場合，積分筋音図（iMMG）は20％MVCでは，開始4〜5分は一定値を示し，その後直線的に増加傾向を示す．40％MVCでは1分ほど一定値を示した後に増減変動を繰り返し，60％MVCでは20秒ほど一定値を示した後に減少，80％MVCではスタート直後からiMMGは減少する（図6.5）[16]．また，平均周波数は，80％MVCでは開始後30％TIMEまで増加し，その後直線的に減少する．他の発揮筋力については顕著な増減傾向は見られず，ほぼ一定値を示す[15]．ここで，％TIMEは，筋力の持続限界時間を正規化した時間である．このときの筋電図は発揮筋力に関係なく，積分筋電図は持続時間とともに増加し，平均周波数は減少する[15]．

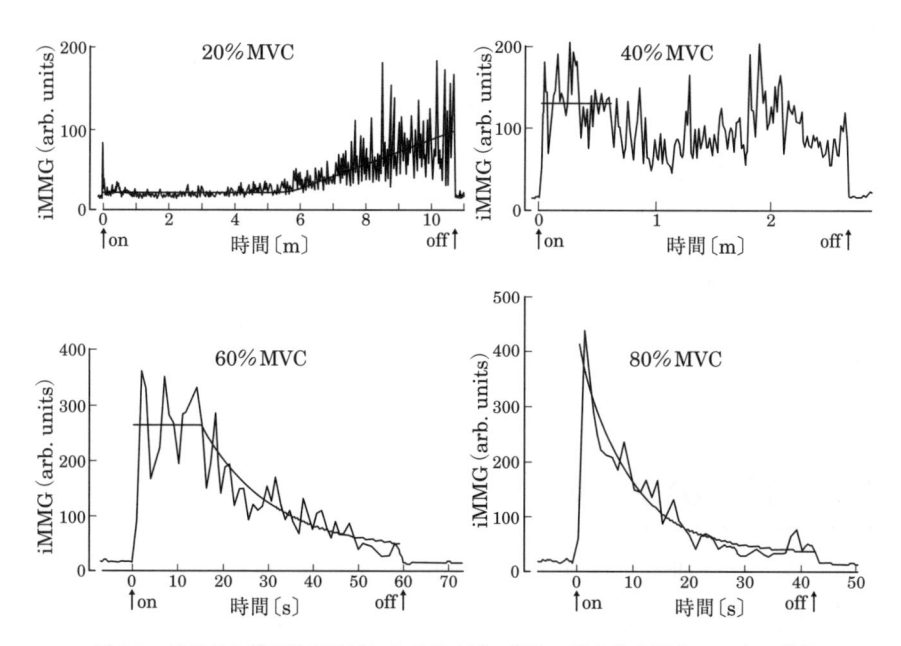

図6.5　持続的な等尺性収縮時における上腕二頭筋の積分筋音図（iMMG）の様相（Orizio C. et al.（1989）[16] より引用）

なお，パワースペクトルの形状が，20％MVCでは持続時間とともに単峰性から多峰性に変化し，60％MVCでは常に多峰性であることから，持続性筋収縮時の運動単位の動員様式が明らかになるとして，筋音は筋疲労時における筋活動変化を評価するのに有効であることが示唆されている（図6.6）[9]．

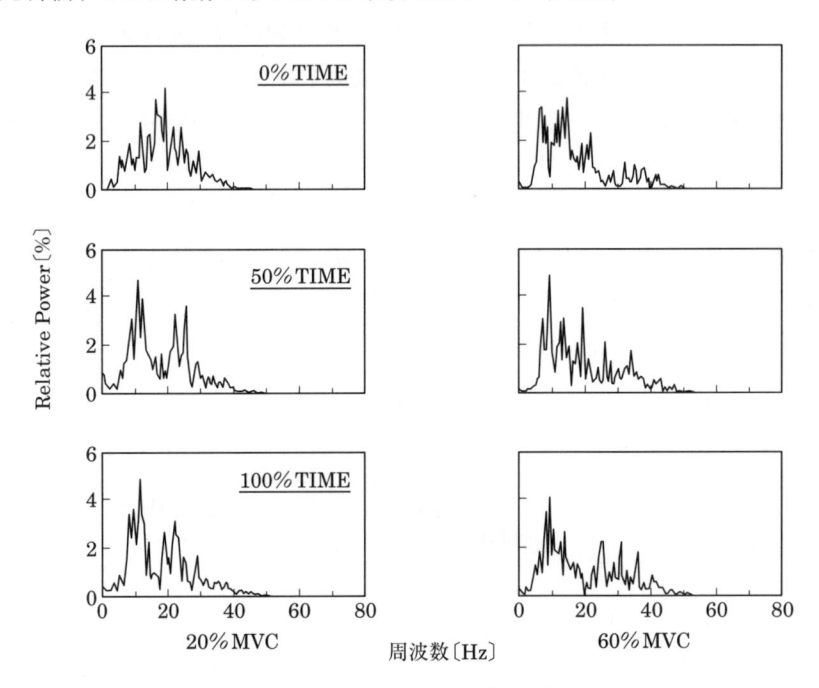

図6.6 持続的な等尺性収縮における上腕二頭筋の筋音パワースペクトルの推移（伊東志保ら（1997）[9]から引用）

6.5 筋音のまとめ

筋音は，生体の機械的振動のなかでも長い歴史をもつ現象である．しかし，科学的な研究が行われるようになったのはごく最近であり，今もって標準的な筋音の測定法は確立されていない．また，計測される微細振動には，活動運動単位の数や発火頻度などの筋活動様式の影響のみならず，筋のスティフネス，質量，筋

線維の内外組織の粘性，関節角度および筋の形状など，さまざまな影響を受ける可能性があるため，計測される信号の解釈には十分な注意が必要である．さらに，医用，福祉，スポーツ，生活科学などの面で応用するには動的運動における筋音の計測および解析手法を確立する必要がある．

　このように筋音は，その発生メカニズムを含め未解決問題が多く残る生理的指標であるが，筋電図や筋力からはわからない新たな知見を与えてくれると期待されている．今後，より多くの研究により，筋音が一般的な筋機能評価指標として利用されることを望む．

第 2 部

生体外部から受ける機械的振動

　医学的障害や産業安全，生活環境改善などの問題から機械的振動に対する許容限界や快適条件設定の必要性が提起されている．これについてはISO（国際標準化機構）やJIS（日本工業規格），日本労働衛生学会などにおける取組みがなされている．一方，生体に与えられる機械的振動について，その受容メカニズムは，生理学的にも心理学的にも古くから研究が進められてきた．その応用は感覚代行や仮想現実を創出するハプティック・デバイスなどに結びつくため，最近注目を集めている．第2部では皮膚で受容する振動検知特性を説明することを主題にする．

第7章
機械的振動の生成法

7.1　機械的振動の呈示条件

　身体部位や環境温度によって相違があるものの，皮膚はおよそ800Hzを上限とする周波数の機械的振動に感応する．また，体の部位によって相違するが振幅に対しては約2μmの最小感度をもつ部位から，明瞭な機械的振動を感じさせるためには400〜500μmもの条件が必要な場合もある．さらに，能動的触知（8.2節参照）と呼ぶ手指を自己の意思で動かす触察状況下では，およそ300〜400gfの力がアクチュエータに加わることもある．こうした特性を配慮すると機械的刺激を呈示する素子を構築する際には，以下の点を検討しなければならない．
① 振幅（刺激のストローク）
② 周波数追従性
③ 皮膚からの耐触圧
④ 皮膚との接触子の形状と温度
⑤ 素子サイズと集積構造
⑥ 消費電力

　上記条件のすべてを満たすアクチュエータを1つの機構で実現することはきわめて難しい．したがって，実験室で使用する場合には研究目的にあわせて仕様を決定する．例えば，周波数感度を調べるためには，最大振幅や耐触圧には妥協して広範囲の周波数に追従可能なアクチュエータを使用する．また，明確な知覚閾を設定して実験する場合には，追従周波数には妥協して振幅や耐触圧を重視した

アクチュエータを使用する．

　皮膚と機械的振動子の接触条件も問題になる．受動的触知（8.2節参照）と呼ぶ手指を固定して機械的振動を受ける場合には，皮膚との接触の一様性を確保する必要がある．この触知条件で，例えば振動特性を調べる場合には，触覚を伝える特性を異にする機械的受容ユニット（9.2節参照）の興奮が問題とされるので，皮膚との間で固定板に穴を空け，そこから刺激を呈示することで一定の振幅になるように調整する．同時に，機械的振動を横方向に拡散させないようにできる．また，直接，皮膚と接触する部分となる接触子に対しても，その大きさや温度に配慮する必要がある．

7.2　機械的振動呈示のためのアクチュエータ

7.2.1　電磁型アクチュエータ

　周波数追従性を良くするアクチュエータは，皮膚の振動感度を調べるために必要である．この目的のためには小型加振機を使用する．その典型としてVerrillo R.T.（1962）[1]が研究用に使用した装置の構造を図7.1に示す．この装置の特徴は前節②，④の条件を満たすため，固定板に空けた穴を通して振動ピンを呈示する．さらに，振動ピンの変位や時間特性といった駆動状況を観察するために加速度計を配置している．周波数の絶対閾は最小振幅で計測するため，振幅を制御できなければならない．この装置では振幅が電圧で調整されるが，最小$1\mu m$での制御が可能である．この方式はその後多くの振動特性研究に使用され，改良が進んだ現在では，立上がりと立下がりの時間を10msにすることが可能である．

　変位の確認はストロボスコープと顕微鏡で観察する．しかし，振動子が皮膚に直接触れている際の駆動状況を連続的に観察するためには，さらに進んだ計測方法が必要になる．下条　誠ら（1992）[2]は高精度CCDレーザー変位計（KEYENCE社製LE-4010）を使用する方法を考案している．彼らの計測方法を用いれば，手指からの負荷が実際に接触ピンに加わったままの状態でも振幅変位をパソコン

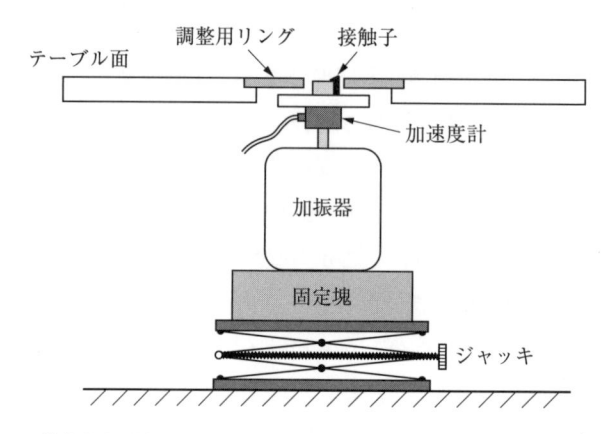

図 7.1　機械的振動特性計測用実験装置の例（Verrillo R.T.（1962）[1]を改編）

接続して連続的に観察できる．

　広帯域まで追従できる機械的振動の生成は，アクチュエータとしてのスペース制約が伴うとともに高価な装置になる．一方，パターン情報を呈示するためには同時に複数のアクチュエータを配列する必要がある．この目的のためには，小型のソレノイド振動子が使われる．すでに Smith-Kettlewell 視科学研究で TVSS（Tactile Vision Substitution System，11.1.2 項参照）用に開発したもの（Collins C.C.）[3] や，製品科学研究所で開発したものがある（和気典二・清水 豊，1975[4]）．しかしながら，この型の素子は明瞭な機械的振動を知覚させることは可能ではあるものの，振幅の制御や周波数追従性の点で問題がある．比較的高域まで追従できるものとして，筆者が触覚の仮現運動（10.4.2 項参照）に使用した KGS 社製のアクチュエータの外観を図 7.2 に示す．軽量の超硬線に接触子を搭載した状態で約 200Hz の周波数まで一様に駆動可能である．

　電磁的方式による素子として一般に入手が容易なものに振動モータがある．これは携帯電話や PDA の振動モードでお馴染みのアクチュエータであり，多くの市販品がある．小型モータの回転軸にアンバランスな偏心錘を取り付けることによって，回転に応じて力覚を取り出すという構造が多い．しかしながら，この方式では振動周波数や振幅を正確に制御することは容易ではない．

超硬ピン

接触子

ソレノイド

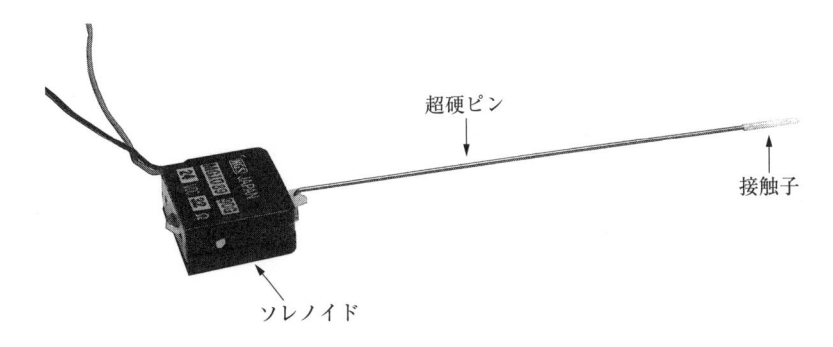

図7.2　小型ソレノイドと接触子の外観（KGS社製）

7.2.2　圧電型アクチュエータ

　電磁型の機械的振動呈示装置は大きく，かつ電流駆動を主体とするため電力も食う．それを克服するために，圧電型のアクチュエータが開発された．この型の素子として最も有名なのがオプタコン（optical to tactile converter，11.1.2項参照）に搭載された（Bliss J.C. et al., 1970[5]）のものである．図7.3に触パターンを呈示するために複数の圧電素子を配列した市販の製品を示す．この駆動原理はPZTなどの素材による圧電効果で機械的歪を発生するアクチュエータに接触子を取り

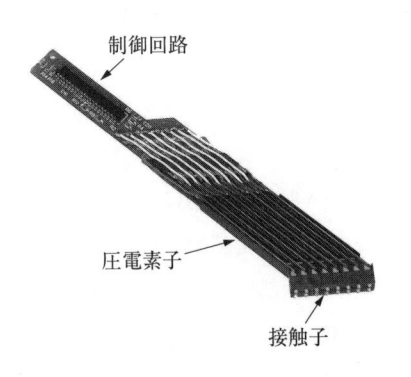

制御回路

圧電素子

接触子

図7.3　圧電型アクチュエータの例（KGS社製）

7.2　機械的振動呈示のためのアクチュエータ

付けている．巻線コイルを使用しないという点で構造が単純であるため，小さなスペースに複数の機械的振動を呈示することができ，さらに構造を工夫すれば250Hz程度の周波数で振動させることもできる．約250Vの駆動電圧と必要とするが電流量が少ないため総電力は小さい．しかし，方式の特性上，特定の周波数に共振点が現れるため全周波数範囲で一様に振幅を変位させることができない．

7.2.3 その他のアクチュエータ

振幅や周波数を正確に制御できる機械的振動を取り出すことは難しいが，空気圧方式とウォータージェット方式がこれまでに利用されてきた．どちらの方式も動力源が大きくなり実用的であるとは言い難いが，知覚的に明確な刺激を提示できるという点で用途によっては役割をもつ．空気圧方式の典型はオプタコンを開発するにあたって，スタンフォード大学のBliss J.C. et al., 1966[6]が実験システムを開発している．この装置は8×12個所の小穴から軽量のボールベアリングを開閉する方式で気流を掌に提示した．最近の応用例として，空気圧ノズルを眼鏡枠に複数個搭載し，視覚障害者に対する方位情報の提供を試みたものもある（阿曽沼樹・松本三千人・和田親宗，2006[7]）．

空気圧ピストン方式は，製品科学研究所で開発されたTVSSに利用されている（和気典二・清水豊，1975[4]）．この方式は400gf以上の大きな力を呈示できるという利点をもつが，電磁バルブをピストンの開閉に使用するため高速のピストン運動が不可能であり，それゆえ機械的な振動周波数はきわめて低いものになる．また，空気圧の発生源としてコンプレッサーを使用する必要があるため，装置全体が大型になる．

ウォータージェット方式はバルブの開閉によってノズルから勢いよく水流を噴射する．空気圧方式と同様に明瞭な圧刺激を提示できるが，水流であるがゆえに皮膚に水が付着しないように呈示部位をなんらかの方法で保護しなければならない．このアイデアはSmith-Kettlewell視科学研究所のCollinsによって提案されたが，製品科学研究所では薄いゴム幕で呈示部位を保護したシステムに利用している（清水豊・和気典二，1983[8]）．特徴としては2台のガルバノメータによりノズ

ルを制御することによって，空間内を連続移動する点刺激を呈示できるという点である．

7.3　機械的振動生成法のまとめ

　本章では生体に呈示する機械的振動の生成法について説明した．振動呈示の条件として振幅や周波数と空間的配置を配慮する必要がある．素子の大きさや使用電力の制約から生じる空間的配置を問題にしなければ，電磁駆動型で高周波帯域まで制御できるアクチュエータが使われる．正確な制御のためには加振器に接触子を装着することで実現できる．一方，複数の機械的振動子を配置するためにはピエゾ効果に基づく圧電型素子を使う．このアクチュエータを使用する際に注意が必要なのは，素子に共振点があって加振器のように一様な振幅を広範に制御しにくいことと，また大きな振幅を生成しにくいことである．

第8章
触覚における機械的振動の受容

われわれは振動感を,「ブルブル」とか「ユラユラ」などと多様な感性用語で表現する．このような用語の多様性は，機械的振動を検知する感覚が皮膚受容器から筋・関節や骨まで多岐に及ぶことによる．地震や車の乗り心地など体全体で受ける振動感や，難聴者が骨伝導によって音声信号を獲得する場合から，機械的振動子によって形状や材質感を認知する場合など，その特性解明を行う分野は広い．ここでは，五感としての触覚について説明する．

8.1 触覚様相における機械的刺激覚

ものに触れるという近接状況において生体が機械的刺激を感じるということは，いわゆる触覚と総称される1つの感覚によるものである．近接状況から成立する触覚には以下の5つの様相がある．このように多様な触覚様相は皮膚に分布する触受容器に端を発し，特に，①と②にかかわる触覚様相は機械的刺激によって生起する．

① 触圧覚（ものに触れたり，圧迫を受けたときに感じる）
② 振動覚（ものの振るえを感じとる）
③ 温度覚（冷たさ・暖かさを感じとる）
④ 電気覚（ビリビリというような電気刺激によって感じとる）
⑤ 痛覚（痛みを感じる）

また，生体の表面と内部における機能的要因から触覚は2つに分類される．第1は，近接覚として皮膚に分布する触受容器の働きに起因する皮膚受容感覚（tactile sense）である．皮膚受容感覚は，触・圧覚，振動覚，動きの感覚など機械的刺激に応ずる触覚様相に強くかかわる．第2は，体内感覚としての筋・関節覚（kinesthetic sense）である．神経生理学的には前者を体表感覚，後者を深部感覚と呼び，総称して体性感覚（somatosensory system）を触覚と考える（市岡正道（1977）[1]）．特に，深部感覚は対象に触れた際の反力や指先を動かした際に発生する摩擦力の知覚などに強く関連する．

8.2 能動的触受容と受動的触受容

対象に触って知るという触察行為から触覚成立の様態を詳しく観察すると2つに分けられる．Gibson J.J.（1962）[2]はそれらを能動触（active touch）と受動触（passive touch）と区分している．簡単に言えば，前者は手指を随意的に動かして対象の情報を得るという触察行為で，皮膚の受容器のみならず，筋・関節覚も関与する．一方，後者は手指の随意運動を特に伴わずに対象に触れたままの状態から情報を得るという行為である．また，応用という視点から重視されるハプティック知覚（haptic perception）と呼ぶ触察行為については，Loomis J.M. and Lederman S.J.（1988）[3]が詳しく説明している．この特徴は，筋・関節覚を統合制御しながら対象を知るという随意系としての行為が伴う触様態であるため，知覚を構成するための能動触が重要な役割を演じる．機械的振動に対しても，このハプティック知覚によって影響を受ける．このことから，ハプティック知覚は体表感覚と深部感覚の機能をあわせもつ．

8.3 触覚と力覚

機械的刺激をロボティックスなどの分野で使用するセンサー用語との関係を説明しておく．まず，この分野で定義される触覚とは皮膚と物体との接触に関する

感覚であり，いくつかの原始感覚から成立する．そのうち，近接覚とは物体との接触の有無に関する感覚であり，物体がある範囲内に接近した状態で両者の相対関係を検知する感覚を指す．また，圧覚とは物体との接触面でその法線方向の力を検出する感覚，力覚とは力とモーメントから構成され力を受ける感覚を指し，滑り覚とは物体との接触面内での相対的な動きを検出する感覚を意味する．これらは，機械的振動の生体への刺激条件を説明するのに役立つ．

8.4 触覚における機械的振動受容のまとめ

本章では触覚における機械的振動の様相について説明した．触覚は機械的刺激のほかに温熱や電気，化学物質など多様な刺激に感応する．また，日常生活において触覚を機能させるということは能動触と受動触という認知上の特質がある．さらに，機械的刺激という視点からは力学的専門用語とを関連づけた．

第9章
機械的振動受容の生理的特性

9.1 機械的刺激受容の生理的機序

　皮膚へ呈示される機械的刺激が，求心経路として脳に伝達される大略を模式図に示すと図9.1のようになる．この図は皮膚の無毛部の受容器構造からの経路を示す．伝達経路の構成を概観すると，皮膚受容器 → 末梢求心性神経線維（皮膚や筋肉，関節などに存在）→ 中枢神経系 → 第1次体性感覚野 → 脳内処理という順路になる．なお，顔面を含む頭部からの触情報は脊髄を経由しない．さらに，中枢神経系以降は複雑な経路構成になっていることが神経生理学的に研究されている．この分野については多くの専門的解説がなされているので，詳細については，岩村吉晃・堀哲郎（1994）[1]，岩村吉晃（1983）[2]，岩村吉晃（2001）[3]，篠原正美（2008）[4] などを参照されたい．

　この図には機械的刺激の反応起源になる触受容細胞の分布も模式的に示してある．名称が同定されている触受容細胞について概観すると，比較的浅い表皮と真皮の境界にはメルケル細胞（MK）とマイスナー小体（MR）が，また，真皮内にはルフィニ終末（R）が入り込んでいる．さらに，皮膚の最も深い皮下組織の部位にパチニ小体（PC）が分布している[2]．これらの触受容細胞の振る舞いについては次節で説明する．

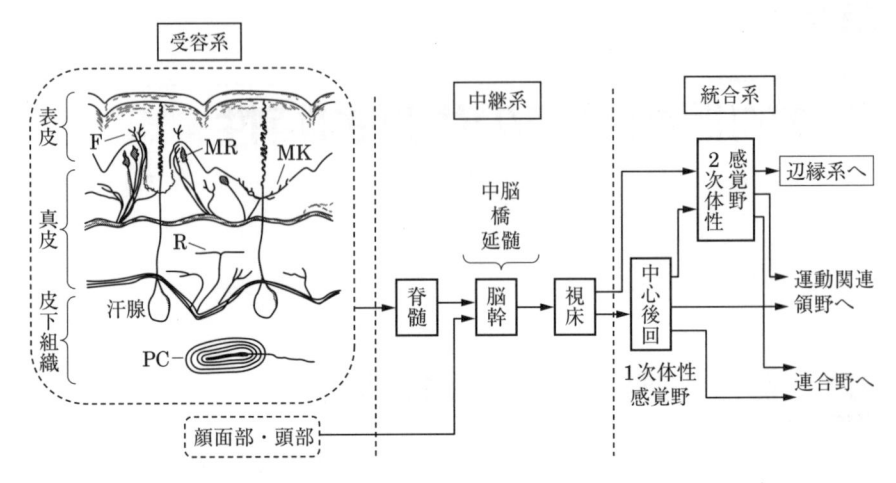

図 9.1 触受容器と情報伝達経路の概略（篠原正美（2008）[4]，岩村吉晃（1994）[2]）から作成）

9.2　機械的振動の受容機構

「ブルブル」という振動感を生起するには，繰り返し呈示される機械的刺激が来たか否かという変化（速度や加速度）に感応できなければならない．生体が受ける機械的刺激のうち，このような機械的振動と感じるか否かは，順応（adaptation）が速いか遅いかという特性によって説明する．順応とは，簡単に言えば同一様態の刺激を持続的に受けていると，それに対する感度が変化することを指す．このことは，持続する機械的刺激に対して順応が速い応答性をもつ受容器の存在が必要である．

触受容細胞の1つひとつからこうした特性を見つけ出すのは難しいが，受容細胞を中継する経路が集まった神経線維の電位活動を観測することから確かめることができる．これらの神経線維は手からはおよそ1万7 000本も出ていることが計測されており，機械的受容ユニットと呼ばれる．機械的受容ユニットについては1970年代よりJohanssonやVallboを中心とする研究者によって活発な研究が

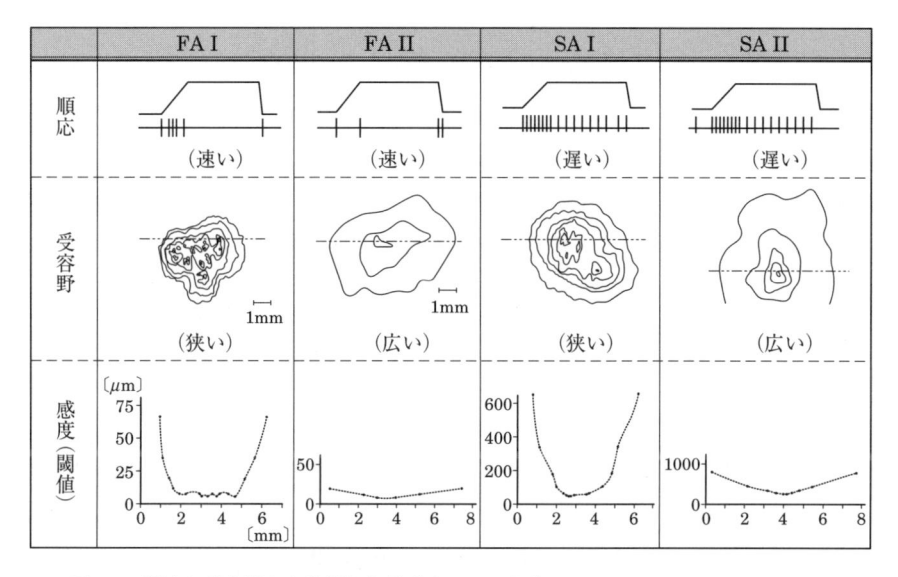

	FA I	FA II	SA I	SA II
順応	(速い)	(速い)	(遅い)	(遅い)
受容野	(狭い) 1mm	(広い) 1mm	(狭い)	(広い)
感度(閾値)	[μm] 75/50/25/0	50	600/400/200/0	1000/0

図9.2 順応と受容野から分類した触受容ユニット(Vallbo A.B. and Johansson R.S. (1984)[6]；篠原正美 (2008)[4] を基に改編)

進められてきた（例えば，Johansson R.S. and Vallbo A.B., 1979[5]；Vallbo A.B. and Johansson R.S., 1984[6]；Bolanowski S.J. et al., 1988[7]）．これまでに明らかにされてきたデータをまとめると，順応が速いか遅いか（FA：fast adaptation, SA：slow adaptation）という区別と，刺激を集める範囲が広いか狭いか（I：narrow type, II：wide type）という受容野による区別によって4種に類型される．

図9.2で注目いただきたいのは，台形状の持続的触圧刺激を呈示した際の神経応答としてのパルス波形の数と位置（時間）の応答関係である．順応の速いFA Iは受容野が狭いという意味で刺激呈示点の定位が良く，一方，FA IIは受容野が広いため機械的刺激点の定位が悪く，いい換えれば機械的振動刺激を広く集めることを意味する．また，受容ユニットの感度において，機械的刺激に対するダイナミックレンジが広いという意味で，圧力に対する感度が高い機械的受容ユニットがSA IとSA IIであることがわかる．

FA Iを指す神経ユニットをRAと，また，触受容器のうちパチニ小体との関連することが特定されているFA IIをPCと呼び，その他をNP I (FA I)，NP II (SA II)，NP III (SA I) と区別する場合もある (Bolanowski S.J. et al., 1988[7])．このことは，図9.2で模式的に説明したように，皮膚を組織学的に概観した場合には，パチニ小体が皮膚の深い位置に分布して広い範囲の刺激を受容できることから整合することがわかる．呼称は違っても触受容に関与する神経線維は4種に大別できるので，これを機械的受容ユニットの「4チャンネルモデル」説という．

受動触の応用を考える場合に，同じ時間的変化様態の刺激を空間的に違った場所に呈示する場合に，同種の機械的受容ユニットを活動させることができるかという問題がある．しかし，機械的受容ユニットの体表における分布が相違するために注意が必要である．例えば，これを裏づける生理的データとして機械的受容ユニットの分布が違うことを明らかにしたのが図9.3である (Johansson R.S. and Vallbo A.B., 1979[5])．この図は334本の機械的受容ユニットをサンプルとして調べた結果で，特に機械的振動刺激に関係する受容ユニットの分布は，手掌部ではFA IのほうがFA IIよりも多いことが示されている．

機械的受容ユニットを追及することで機械的刺激に対する特性の説明を展開することができたが，皮膚に分布する触受容器との関係はどのようになるのであろうか．この点については，機械的受容ユニットとしてのFA IIはパチニ小体であるという同定が確実であるが，その他の受容器についてはFA Iの振る舞いがマ

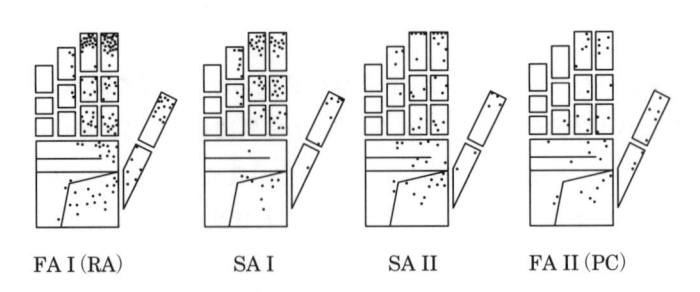

図9.3 手掌部における機械的受容ユニットをサンプリングした例
(Johansson R.S. and Vallbo A.B. (1979)[5] から部分抽出して引用改編)

イスネル小体に関係し，SA Iはメルケル細胞に，またSA IIはルフィニ終末に関係するとみなされている（岩村吉晃・堀哲郎，1994[1]）．

9.3　機械的振動受容の周波数依存性

　機械的振動の感度は周波数によって異なることが知られている．これを明らかにするには，無毛部の指先や拇指球においてデータを取る．計測には周波数と振幅を厳密に制御できる装置を必要とする（例えば，図9.1の装置）．また，機械的振動が呈示される皮膚との接触子の大きさを一定に保つことは当然のことながら，機械的受容ユニットは受容野の違いをもつため，呈示する機械振動が横方向に伝搬するのを防ぐために，支持台の間から刺激を呈示する．

　このような統制のもとで計測された結果の例が図9.4である（Bolanowski S.J. et al., 1988[7]）．この結果は，実際に影響を受ける振動が複数の機械的受容ユニットを反映するものであることを示すものとして注目すべきものである．特に，

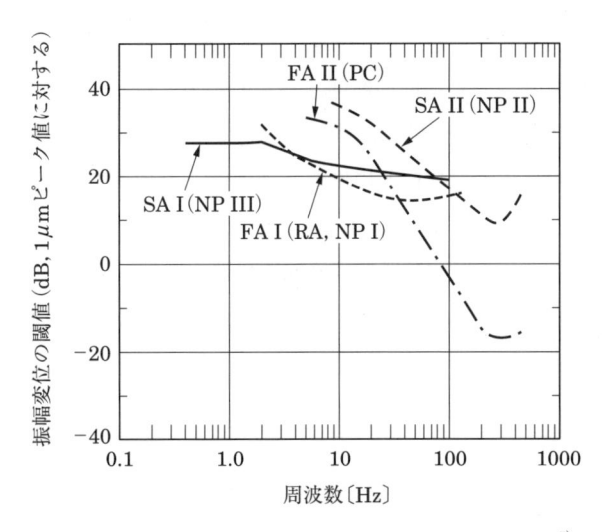

図9.4　機械的振動の感度（Bolanowski S.J. et al. (1988)[7]から，部分抽出して引用改編）

前節で指摘した4種の機械的受容ユニットの応答特性が表されており，機械的振動にかかわる2つの受容ユニットは顕著なU字型の曲線を示している．このうち，FA IIの感度が250Hz付近で最も高く，FA Iの感度は40Hz近辺で高いことがうかがえる．すでに指摘したように最大感度閾では$10\mu m$以下の振幅でも感応する．

　この図の縦軸は振動振幅に対する感度を意味するが，実験装置として物理的に振幅の変化が可能な$1\mu m$を基準にしてdB単位で表されている．一方，横軸は調べる周波数を対数目盛りで表示してある．これらのデータは拇指球部位に約$2.9cm^2$の接触子を$0.4 \sim 500Hz$の範囲で正弦波状のバーストを呈示して計測したものである．しかも各周波数において皮膚との接触子は$200\mu m$まで一様に$1\mu m$幅で変化できる装置で調べられている．

9.4　機械的振動受容の生理特性のまとめ

　本章では触覚の機械的受容機構を生理学的知見から説明した．抹消における機械的刺激は触受容器であるが，その特性は神経線維の特性において明確化できる．神経線維は刺激を受容する空間的範囲と持続的刺激に対する順応によって4つの受容ユニットで区別される．特に，機械的振動はマイスネル小体が関与するFA Iとパチニ小体が関与するFA IIとに影響を受ける．これらの機械的受容ユニットは周波数に依存し，特に感度は250Hzの近辺で最も良く，およそ$10\mu m$以下の振幅でも感応する．また，周波数感度は機械的刺激を感じる温度にも依存する．

第10章
機械的振動受容の心理的特性

　人間が意識のうえで機械的刺激を知ることができるのは心理特性としての表現である．機械的刺激があるか否かについての心理特性には2つの閾値表現がある．1つは絶対閾（機械的刺激が感じられるか否かの限界閾）に関する特性と，もう1つは機械的刺激を持続的に受容している条件下での閾上特性（刺激が大きくなったか小さくなったかなどを指摘できる知覚閾）とがある．本章ではそれらについて説明する．

10.1 振動覚の絶対閾

10.1.1 振動覚の周波数依存性

　生理的には，機械的刺激に関係する信号検出機構として4つの機械的受容ユニットが存在することは9.2節で説明した．しかし，心理的に意識のうえではそれら4つの受容ユニットの働きであることを明瞭に区別して感じることはできない．心理的に指摘することができるのは，各周波数の刺激に対して閾値を報告できることである．このような意味において，機械的振動刺激に対する絶対閾を表す心理特性が多くの研究者によって調べられている（例えば，Mountcastle A.B. et al., 1972[1]；Gescheider G.A., 1976[2]；Verrillo R.T. et al., 1979[3]；Bolanowski S.J. et al., 1988[4]；宮岡徹，1994[5]）．図10.1は機械的振動に対す

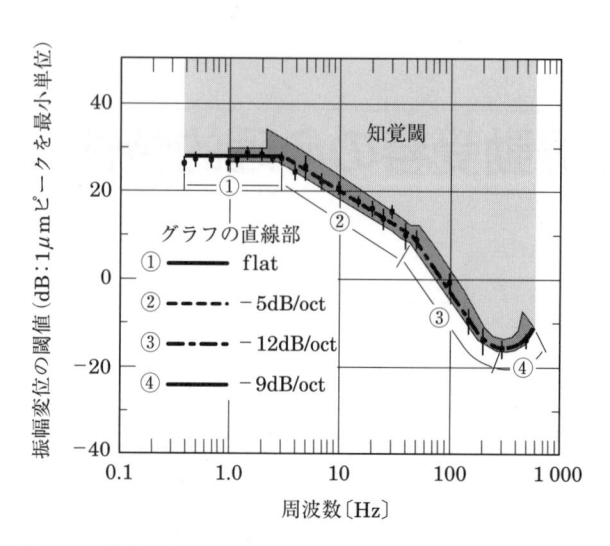

図 10.1 機械的振動の心理的閾値（主要部はBolanowski S.J. et al（1988）[4]を引用改編）

る閾値が周波数に対してどのように変化するかをこれら先行研究のデータに基づいてまとめたものである．

　図の横軸は計測した周波数，一方，縦軸は刺激を感じる最小の振幅で表現したものである．研究者によって計測した周波数範囲や皮膚との接触子が相違し，また，計測部位が指先であったり拇指球であったりするものの，大略は濃いアミで指摘した領域に収まる230〜250Hzを底とするU字型曲線を示す．意識上での振動感においては4つの機械的受容ユニットを弁別することは不可能であるが，計測された心理特性は各受容ユニットが機能する周波数範囲の特性を統合したものであることがわかる．

　さらに，この図にはBolanowski S.J. et al.,（1988）[4]が調べた結果に基づいて，機械的受容ユニットが周波数に対して選択的に関係するであろう領域を区別して表現した．機械的受容ユニットを背景とする心理的特性については以下が指摘できる．

① 3Hz以下の周波数に対する機械的刺激は振動覚というよりも「コツコツ」と

いう触打を感じる領域であるため，この領域の計測を行わない研究者もいるが，SA Iの特性が反映される．
② 心理的に感じる「ブルブル」という振動にはFA IとFA IIの特性が強く関与するため，この2つの影響が入れ代わる40Hz近辺で変局点が表出される．
③ SA IIは順応が遅く，かつ受容野が広いため心理特性上は他の機械的受容ユニットの機能に埋もれてしまう．
④ 心理特性として得られるU字型曲線に機械的受容ユニットと関連づけて分類すると，以下の直線で近似できる．
　a） 0.4 〜 $3Hz$：SA Iが心理的閾値に影響する範囲で，ほぼ一定の感度を示す．
　b） 3 〜 $40Hz$：FA Iが心理的閾値に影響する範囲で，周波数の増加に伴って約 $-5dB/oct$ で閾値が低下する．
　c） 40 〜 $250Hz$：FA IIが心理的閾値に影響する範囲で，周波数の増加に伴って約 $-12dB/oct$ で閾値が低下する．
　d） $250Hz$ 〜：c）と同じくFA IIが影響する範囲であるが，極小点である最小感度を超えた以降であり，周波数の増加に伴って約 $9dB/oct$ で閾値の増加傾向を示す．

10.1.2　振動覚の刺激サイズ依存性

　皮膚から受ける振動覚は呈示される刺激の大きさが相違すると，その閾値も変わってくることが想定される．その理由は，すでに9.2節において説明したように，受容野の違う機械的受容ユニットがそれぞれにおいて周波数依存性をもつこと，さらには後述（10.2.3(2)で説明）する空間加重効果という心理物理特性などによる．事実，接触子の大きさが振動覚の感度に影響を及ぼすことは，Verrillo R.T.（1963）[6]やGescheider G.A. et al.（2001）[7]など多くの研究者のデータから裏づけられている．
　ここでは図10.2にGescheider G.A. et al.（2001）[7]の実験結果を示す．この図の縦軸は被験者が応答した閾値を機械的振動子の変位で表し，一方，横軸は計測条件としての周波数を意味する．刺激サイズが $0.008cm^2$ と $2.9cm^2$ とで比較して

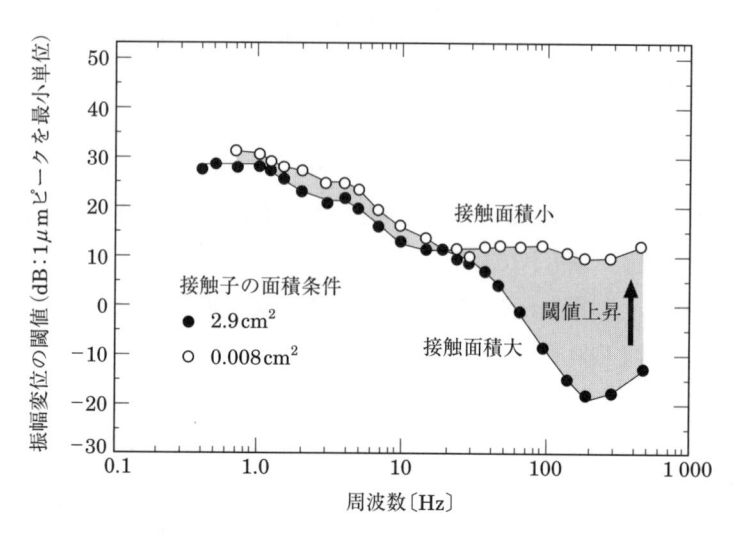

図10.2 接触面積の相違による振動覚の周波数特性
（Gescheider G.A. et al.（2001）[7]から引用改編）

いるが，接触子が大きい条件のほうが小さい条件よりも振動覚の閾値は低いことがわかる．特に，この傾向は40Hz以上の高い周波数帯域での相違が著しい．その理由は，パチニ小体（受容野が広く，かつ順応が速い機械的受容ユニットFA II）が影響し，それが広い範囲の刺激を受けて閾値を低下させたることに関係する．

10.1.3 振動覚の温度依存性

氷のように冷たい物体を触ると「触感が麻痺する」などという形容がある．機械的刺激に対する触覚の諸特性も温度に依存することがわかっている（Bolanowski S.J. and Verrillo R.T., 1982[8]；Verrillo R.T. and Bolanowski S.J., 1986[9]）．図10.3はBolanowski S.J. and Verrillo R.T.（1982）[7]が機械振動刺激についてその周波数特性を調べた結果である．この図の縦軸と横軸の意味は図10.2と同様である．実験は前項で説明したものとほぼ同様の装置でなされ，接触子の温度を15〜40℃まで変化させた条件での周波数特性である．この図からわかるように，FA IIつまりパチニ小体の振る舞いが大きく影響し，刺激素子の温度が低くなる

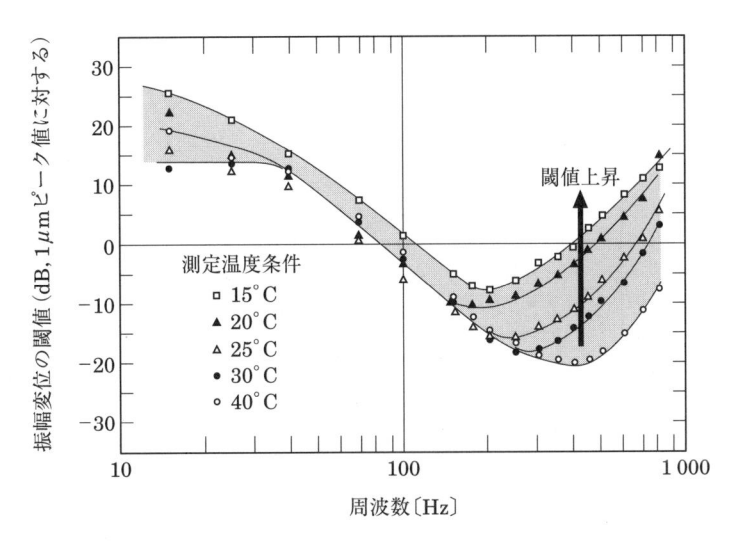

図 10.3 機械的振動刺激の温度受容特性 (Bolanowski S.J. and Verrillo R.T. (1982)[8] を一部改編)

のに従って高域側での閾値が上昇して，かつピーク値は低域側にずれていく傾向がみられるとともに，15℃の条件ではFA Iも閾値上昇傾向を示すという傾向がうかがえる．

10.1.4 振動覚の加齢による影響

機械的振動の絶対閾は周波数に応じて変化する（10.1.1項参照）が，この特性は加齢にも影響する．図10.4は20歳を平均とする被験者グループと65歳を平均とする被験者グループに対して調べた結果である（Verrillo R.T., 1979[10]; Verrillo R.T., 1980[11]）．図の縦軸は振動を感じる絶対閾を振幅で，横軸は計測した周波数を意味する．この図からわかることは，30Hzまでの低周波域では違いが認められないのに対して，加齢に伴って高周波帯域での閾値上昇（感度の悪化）が表れていることである．実験は，パチニ小体にも刺激が及ぶ2.9cm^2の大きな接触子でなされたが，その機能が影響する周波数範囲で特性の違いが出ている．つまり，加齢による影響はパチニ小体の機能変容によることが著しい．

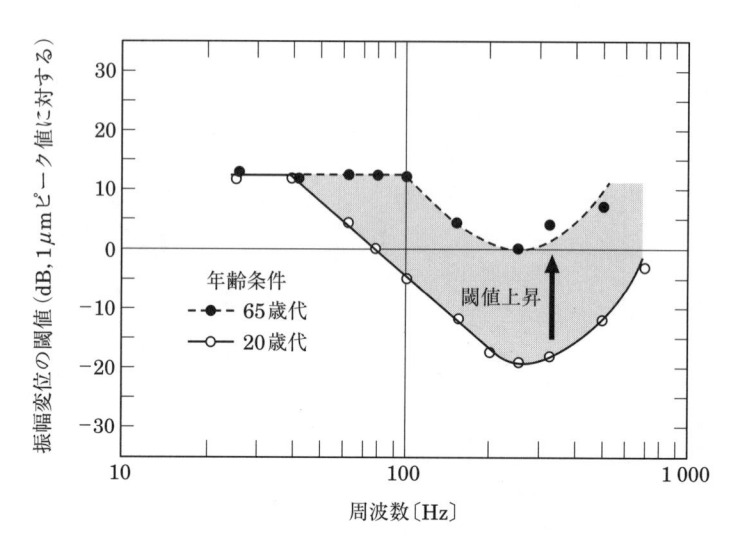

図10.4　絶対閾における振動感度の加齢の影響（Verrillo R.T.（1979）[10]；Verrillo R.T.（1980）[11]を一部改編）

10.1.5　時空間分解能

　機械的刺激が時間条件と空間条件に対してどれだけの分解能をもつかについて説明する．この特性を計測することは，これまでに説明した振動覚が得られたかどうかという最小刺激に対する特性ではなく，機械刺激を明瞭に受けているという条件下で，しかも2個以上の刺激を対象とした刺激呈示条件であることに注意されたい．

　まず，時間分解能とは知覚閾上にある2つの刺激の提示時間間隔が短くなった場合に，それが2つであることを区別できる最小の弁別時間を指す．この閾値は刺激強度に影響を受け，刺激の強度の増大に伴って時間弁別は低下傾向を示す．Gescheider G.A.（1970）[12]の研究によると，指先部位10～35dB SL（SLとは感覚尺度単位）の強度で呈示される機械的刺激は，時間間隔が10～50ms隔たっていれば不連続性を感じる．

　空間分解能とは同時に，あるいは継時的に提示される機械的刺激が空間的に離

れているか否かを弁別できる最小限界を指す．前者の提示条件による閾値が同時2点弁別閾，後者は継時的2点弁別閾（あるいは刺激定位の弁別閾）として機械的刺激の空間弁別能の指標として古くから研究されてきた．しかし，最近の研究者は機械的刺激の空間分解能が2点弁別閾は提示条件によっては閾値が0mmに近くなることもあるため正確な空間弁別能を表現するものではないという批判（Craig J.C. and Johnson K.O., 2000 [13]）もある．2点刺激のほかに，機械的刺激に対する空間分解能を調べる方法には，狭い溝の空隙弁別，縞目パターンの粗密と呈示方向の弁別，さらにはレリーフ文字の弁別などがある（Loomis J.M., 1979 [14]；Johnson K.O. and Phillips J.R., 1981 [15]）．

　空間分解能に関する研究は本書の主題である機械的振動に対するものというよりも機械的触圧刺激によるものである．参考までに指摘すると，これら指標をとった場合の指先部位での空間分解能は約0.2mm（2点弁別閾）や約0.9mm（溝の空隙弁別閾）から約5mm（レリーフ状のアルファベット文字の弁別閾）まで及び，特に能動的触察時の閾値はきわめて良くなる．一方，刺激定位の弁別閾は2つの刺激の呈示時間間隔によって相違する．すなわち，刺激が近接していれば閾値は低下し，隔たるに従って最初の刺激部位を忘却する影響が出るため悪くなる．

　機械的振動刺激に対して，筆者が空間分解能の閾値を調べた結果が図10.5である．実験条件が，前腕内側部において機械的振動周波数が60Hz，持続時間が200ms刺激に対してなされた空間定位閾を示す．図の縦軸は75％閾値（50％閾

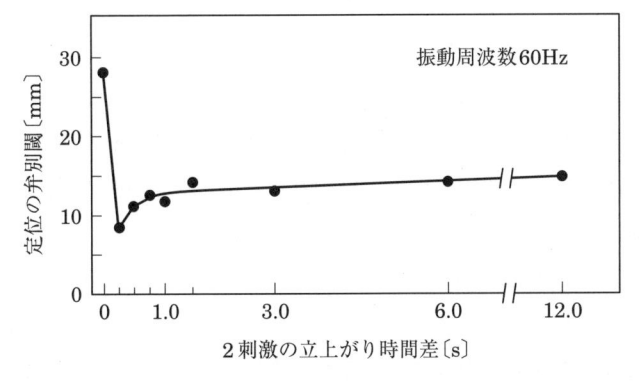

図10.5　機械的振動刺激に対する空間刺激定位閾（清水　豊計測結果）

をとることは刺激が同一位置か否かの2件判断を求めるため確率的チャンスレベルと交絡してしまう）を表し，横軸は呈示する2つの機械的振動刺激の立ち上がりの時間差（Stimulus onset asynchrony：SOAという）を意味する．同時刺激状況（SOA＝0すなわち2点弁別条件）では，後述する刺激間のマスキングが生じて閾値は高くなる一方，SOAの増加とともに閾値も増加傾向を示すが1s以上では大きな差は認められない．このように機械的振動刺激の空間分解能は同時呈示条件では悪くなることに注目していただきたい．

10.2 振動覚の閾上特性

10.2.1 振動強度と知覚強度の一般則

心理的な感覚・知覚の大きさと物理的な振動強度との関係は，Lindsay, P.H. and Norman, D.A.の著書（1977）；中溝幸男（訳）(1983)[16]において各種の感覚モダリティに共通するStevensのベキ関数則に従うことが説明されている．すなわち，

$$R = k \times S^n \tag{10.1}$$

ここでSは刺激の物理的強度，kは定数，Rは感覚・知覚の大きさを意味し，ベキ数nはおよそ0.3〜3.5の範囲の数である．ちなみに，周波数が250Hzの機械的振動刺激の指先部位に対してはおよそ$n=0.6$である．式(10.1)は，RとSを両対数軸で表現すれば，その座標系で示される知覚と刺激強度の関係は傾き0.6の直線になることを意味する．

しかし，厳密には必ずしも1本の直線で近似できないことが，その後の研究で指摘されている．図10.6はこのことを意味する例である（Verrillo R.T., 1979[17]）．図の縦軸は主観的な強度閾で，一方，横軸は機械的振動の振幅の大きさを表したものであり両軸とも対数刻みである．図には，知覚量としての主観的尺度を構成する方法として測定法を違えることでも結果が異なることが表れている．

この実験で使われた1つはマグニチュード推定法である．この方法は，例えば最大強度の刺激を主観的に100という数値に決めた場合，その間に呈示される測

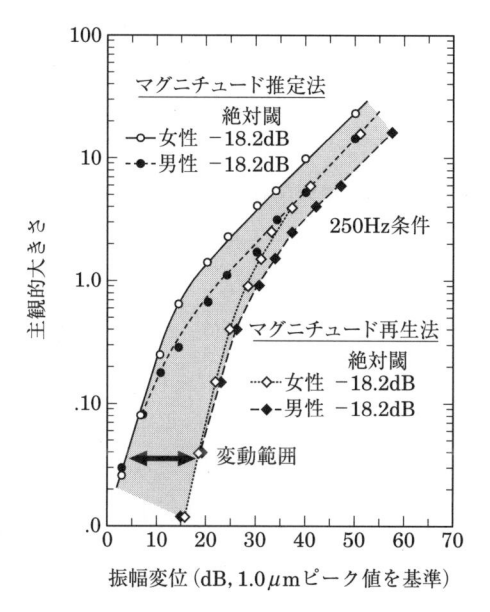

図10.6 機械的振動刺激に対する知覚強度
（Verrillo R.T.（1979）[17]一部改編）

定条件の刺激が数値でいくらかを数値評価させる．別の方法がマグニチュード再生法である．この評定法はマグニチュード推定法とは逆に，あらかじめ数値を指定した場合にその大きさをもつ刺激値を主観的につくり出す方法である．

　この結果から指摘したいことは，測定法が違っても刺激強度と知覚強度の関係は図中のアミで示した領域に収まるが，関数関係がStevensのベキ関数則に適合する1本の直線では近似できないことである．この図からはおよそ1dB SL（SL：sensation levelとは感覚レベルの単位で0dBが絶対閾を意味する）の場所における主観的評定強度において変局している．この点を境にしてデータを2本の直線で最小近似すると，およその傾きは刺激強度の弱い領域では$n=0.4$，強い領域では$n=1.1$程度になり，すでに指摘したStevensの一般則の$n=0.6$とは異なる．さらに，採用した計測法によりデータが異なり，マグニチュード再生法のほうが小さく見積もられるとともに，男女間でも傾向が相違する．

10.2.2　閾上における振動覚の加齢による影響

閾上のレベルでも振動覚は加齢とともに変化する．図10.7はVerrillo R.T. (1982)[18]の研究をもとに振動覚の主観的評定値が変化することをまとめたものである．この図の縦軸はマグニチュード推定法によって評定された振動覚の強度を，一方，横軸は機械的振動の物理的振幅を表している．グラフの傾向そのものは図10.6で説明しているマグニチュード推定法の結果と同様の特性を示すが，データの詳細については大きな注目点がある．

その第1は25Hzの機械的振動に対しては，年齢が25歳平均のグループと66歳平均のグループとではほとんど違いがないことである．実験データを最小2乗近似すると，刺激強度の小さい領域は傾き$n=1.2$（相関係数$R=0.96$），強度の大きい領域では$n=0.46$（相関係数$R=0.97$）となり，年齢の違いが表れていない．第2は250Hzの振動に対しては刺激強度が小さい領域では若年でも高齢で

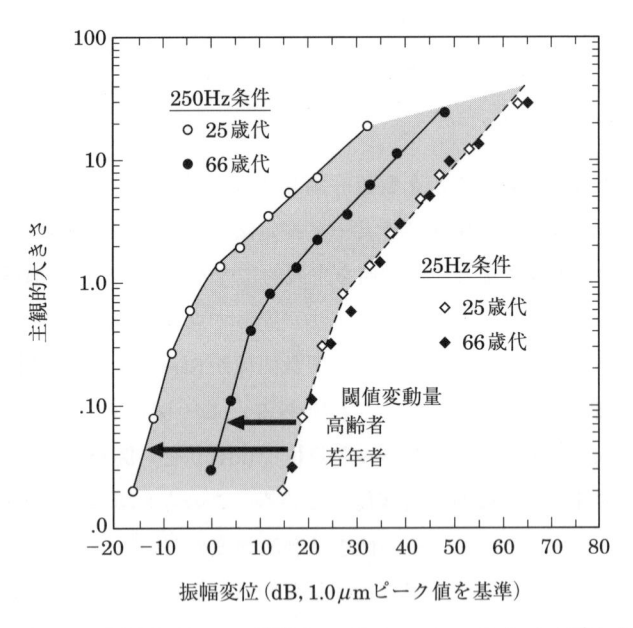

図10.7　振動覚の加齢による影響（VerrilloVerrillo R.T. (1982)[18]を改編）

も $n=1.2$ （66歳代の $R=1.0$, 25歳の $R=0.98$）と変わらないが，最小評定値は25歳代グループが -18dB であるのに対して66歳代グループでは -2dB に上昇している．さらに刺激が強くなると直線近似の傾きが異なって，66歳代グループは $n=0.43$ （相関係数 $R=0.99$），一方，25歳グループについては $n=0.38$ （$R=0.99$）になる．こうした閾値上昇の理由は，感覚持続性（sensory persistence）の長さが加齢に影響するものと説明されている．特にパチニ小体におけるその感覚持続性が高齢になると長くなるため，刺激値変化に敏感に応答できないことによると推察される．

10.2.3 閾値に及ぼす加重効果

一般特性として，感覚知覚量は呈示される機械的刺激の大きさに応じて増大する（測定上は閾値の低下を意味する）．この他にも特定の刺激条件において閾値が特異傾向を示す．

特に呈示される面積や持続時間が増大すると閾値が低下する領域がある．このうち，提示される刺激の持続時間が長くなると閾値が低下する現象を時間加重（temporal summation）と呼ぶ．これは微小でも刺激が時間的に蓄積さると閾値低下が起きると考えられる特性である．また，呈示される面積が広がると閾値が低下する現象を空間加重（spatial summation）と呼ぶ．触受容器の受容野が広くなれば興奮する領域も増加し，そのために刺激検出力が高まって閾値が低下し，逆に，受容野が狭ければ閾値は上昇すると考えられる．

(1) 時間加重

絶対閾で観察される時間加重とは，刺激の強度が小さくても刺激の持続時間が長くなれば閾値の低下傾向が認められ，およそ200msを時定数とする特性である（Verrillo R.T., 1965[19]; Gescheider G.A, et al, 2002[20]）．このことは，絶対閾における時間加重は神経線維を伝達するインパルスの蓄積によって成り立つ現象であり，刺激強度が弱い場合には持続時間を長くして閾値に到達するまで信号を蓄え，一方，刺激強度が強い場合には持続時間が短くても閾値に到達する信

号が得られると考えられる．

　知覚閾上で観察される時間加重とは，時間を隔てて呈示される2つの刺激が影響し合って，2つの刺激の主観的な大きさがそれらの刺激の重ね合わせとして個々よりも大きく感じられる現象を指す．Verrillo R.T. and Gescheider G.A. (1975)[21]の実験によると，2つの刺激の提示時間間隔（Inter Stimulus Interval：ISI）が短いほど時間加重は大きいが500ms程度になっても認められる．また，同一周波数による2つの機械的振動刺激において生じることに加えて，パチニ小体と非パチニ受容器を興奮させるというように，振動条件の異なる2つの刺激においても時間加重は生じる．こうした特性をまとめると図10.8のようになる．

　このデータは大きさが$2.9cm^2$の刺激を拇指球に呈示し，絶対閾上24dB SLの刺激強度で調べた結果である．図中の時間関係列を示すインデックスは，ISIが変わる2つの刺激の時間加重効果を第3の計測用刺激を使って調整させた際の値が閾値であることを意味する．例えば，周波数を300－25－80Hz（第1刺激－第

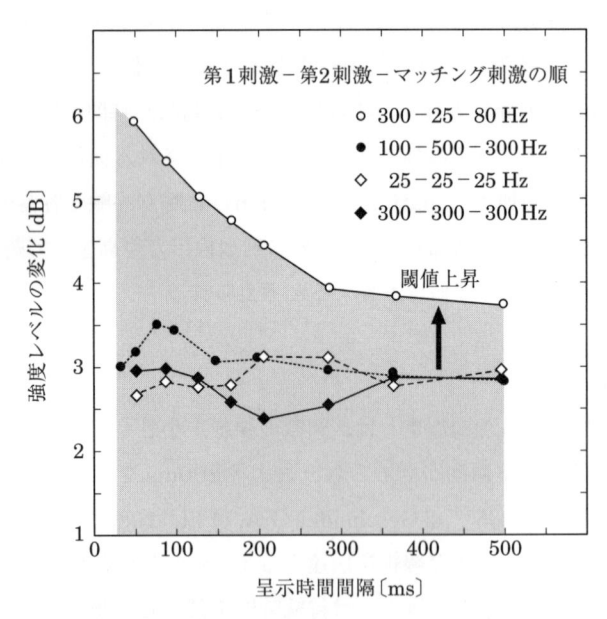

図10.8　機械的刺激による時間加重特性（Verrillo R.T. and Gescheider G.A. (1975)[21]を改編）

2刺激 – 測定用再生刺激）で調べた条件では，時間加重は6dBの閾変化を示した後，徐々に減少して500msになると4dB変化になる．また，この条件は100 – 500 – 300Hzの場合よりも1dBの閾値差がある．しかも25 – 25 – 25Hzや300 – 300 – 300Hzという同じ周波数条件で調べた場合にはISIに関係なく2.5～3dBの閾上昇を起こす．このことから，同じ機械的受容ユニットでも時間加重は生じるが，違った受容ユニットを刺激する場合のほうが時間加重の効果が大きいことがわかる．すなわち，閾上の時間過重は違った機械的受容ユニットにまたがっても生じる現象でもあることがわかる．

(2) 空間加重

絶対閾における空間加重は，受容野と応答速度の違う触受容器を狙って機械的振動刺激を負荷することで観察できる．Verrillo R.T.（1963）[22]の実験結果によると，第1に皮膚との接触子が小さい場合は周波数の影響による閾値の違いは認められない．第2に低周波刺激（40Hz以下）では空間加重効果は現れないのに対して，高周波刺激になると（250Hz，320Hz）空間加重効果によって閾値低下を示す．

このことから空間加重が受容野の広い機械的受容ユニットに関係すると同時に，順応が速い受容器の応答によるものであるという因果関係がわかる．触覚受容器のパチニ小体と非パチニ受容器に結びつけて考えると，低周波数域の機械的振動に感応する非パチニ受容器の応答は空間加重にあまり関係がなく，広周波数域側の振動に感応するパチニ小体の応答が空間加重に関係するとの説明が成り立つ．

知覚閾上での空間加重はパチニ小体の機能が心理的閾値上には現れにくい40Hz以下の低い機械的振動刺激に対しても認められる．実験によってこれを確かめるには，面積の違う接触子を使って機械的振動の主観的な大きさが同じになるか否かを比較する．この空間加重が現れる事実を明らかにしたデータを図10.9に示す（Verrillo R.T., 1974[23]；Green B. and Craig J.C., 1974[24]；Verrillo R.T. and Capraro A.J., 1975[25]）．図の横軸は主観的な感覚レベルを表し，縦軸はその閾値を生成するのに必要な面積の違いを絶対閾における振幅からの差を基

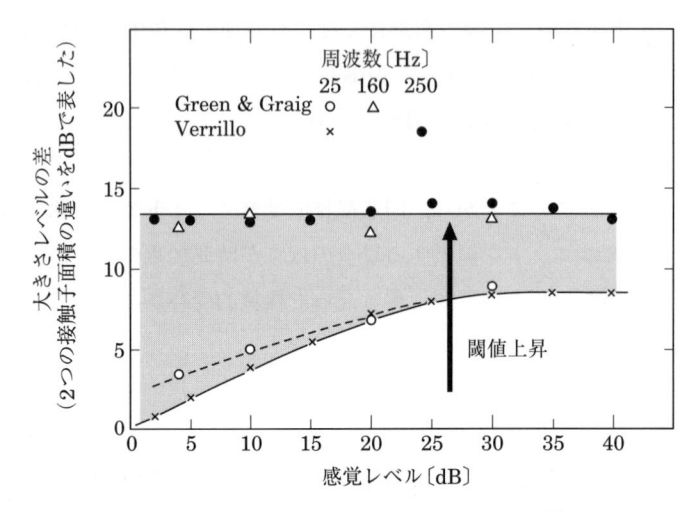

図10.9 機械的刺激による空間加重特性（Verrillo R.T.（1974）[23]；Green B. and Craig J.C.（1974）[24]；Verrillo R.T. and Capraro A.J.（1975）[25]から改編）

準にdBで表していることを意味する．

　図に表示したアミ部分は空間加重が観察される領域を意味するが，160Hzや250Hzという高い機械的振動刺激に対しては一貫して空間加重が現れている．これに対して，25Hzという低い振動刺激に対しては絶対閾レベルでの空間加重は認められないが，調べる主観的閾値を上昇させるに従って現れてくることがわかる．この傾向は調べる閾値が30dB SLになると高周波数の機械的振動において観察される空間加重の大きさには及ばないものの，7～8dBの空間加重があることがうかがえる．

　これまでの知見によれば，刺激の接触子が小さい場合には低周波の機械的振動刺激に対してはパチニ小体以外の受容器が知覚閾を支配することになるが，接触子が大きくなるとパチニ小体の影響が支配的になることが説明されている．このことから，知覚閾で観察される空間加重が生じる原因として，周波数選択性をもつ触受容器と神経系の相互作用によるものであることが推察できる．

10.3 順応とマスキング

順応（adaptation）もマスキング（masking）も注目する刺激の知覚閾が上昇してしまう特性を指す．このことは伝達しようとする信号が伝わりにくくなることを意味するので，機械的振動の応用に際しては注意しなければならない．順応は1個の注目する刺激が受容時間に対して閾値変動を起こす現象であり，一方，マスキングは他の刺激が存在する場合に注目する刺激が妨害を受けるために閾値上昇を受けるという点で意味は相違する．

10.3.1 順応

心理物理的意味での順応は機械的刺激に対する疲労や慣れに伴う閾値の時間的シフトを指し，皮膚の弾性や粘性の変化に伴う受容器の感度低下を意味するものではない．時間過程で観察すると進行過程に対する順応と回復過程に対するものとの2つの特徴がある．一般的傾向として，機械的刺激を持続的に受け始めてから生じる閾値上昇が限界に達する時間のほうが，刺激から開放されて閾値が低下（回復）する時間よりも長い．これらの特性は，主観的尺度構成に基づく閾値と知覚的な絶対閾とで調べることができる．

例えば，Hahn（1966）[26]の研究によると，60Hzで200μmの機械的振動を指先で受けた際の順応による閾値上昇は主観的尺度値でも知覚的絶対閾でも同様の傾向を示し，刺激を受けてから25minは持続する．しかし，回復過程では知覚的絶対閾の閾値低下（戻り）のほうが速いと報告されている．

10.3.2 マスキング

ここでは，注目する刺激をターゲット，ターゲットを妨害する刺激をマスカーと呼ぶことにする．ターゲットとマスカーが同時に呈示される条件を同時的マスキング（spatial masking），両者が時間を隔てて呈示される条件を継時的マスキング（temporal masking）と呼ぶ．この意味では，ターゲットとマスカーの持続時間が同じ条件SOA（10.1.5項参照）が0という特殊な場合が同時的マスキン

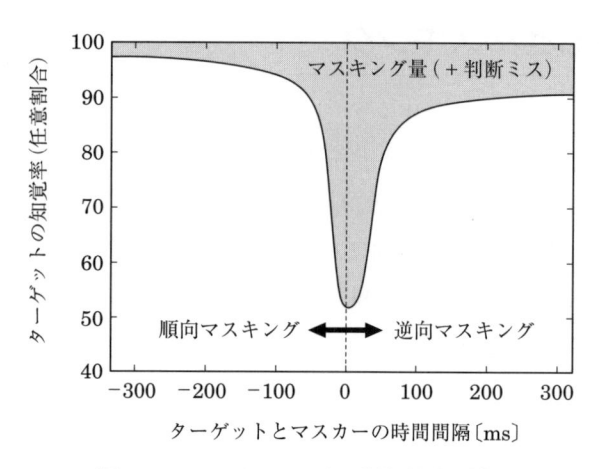

図10.10 マスキングの時間特性（清水 豊作成）

グに相当する．多くの研究結果に基づいてマスカーによってターゲットが感じにくくなる時間関係を模式的に示すと図10.10のようになる（Craig J.C., 1982 [27]；Gescheider G.A. et al., 1985 [28]；Evans P.M., 1987 [29]；Craig J.C., et al., 2000 [30]）．厳密には2刺激の強度や持続時間によって変わるが，大略の傾向を意味する．この図の縦軸はターゲットの感じられる割合（100%を上限とする任意軸）で，横軸はターゲットとマスカーのISI（10.2.3項参照）を表している．また，知覚割合には誤判断も含まれている．

図に表示したアミ部分は空間加重が図に表現した継時的マスキングを2刺激の前後関係で区別すると，先行する刺激がマスカーになって後続する刺激（ターゲット）をマスクする順向マスキング（forward masking），後続するマスカーが先行するターゲットをマスクする逆向マスキング（backward masking）とに分けられる．触覚のマスキングについては以下のことがわかっている．

① ターゲットとマスカーが時間的に接近し，また，空間的に類似しているとマスキングの影響が大きい．
② マスカーの強度が増加すればマスキングの影響も大きくなる．
③ マスカーの持続時間が長ければ影響も強い．

④ 順向マスキングよりも逆向マスキングのもつ効果のほうが大きい．

継時的マスキングが起こる理由については2つの説がある(Evans P.M., 1978)[29]．1つはマスカー刺激による妨害説であり，もう1つは刺激間の時間的統合説である．前者は2番目に現れる刺激が最初の刺激を押しのけることによって閾値が上昇することを意味する．確かにこの説は逆向マスキングの説明については当てはまるかもしれないが，順向マスキングについては説明できない．

次に時間的統合説には2つの考え方がある．第1は，感覚機構論に基づくものであり，第2は認知処理論に基づく．感覚機構論では感覚情報処理過程において刺激が時空間的にフィルタリングを受け，ターゲットがマスカーによってアッテネーションを受けることのためによってマスキングが生じるという説である．一方，認知処理論の多くはターゲットもマスカーも感覚情報としての処理が進行するが，認知段階の表象化過程でマスキングが起こるとする説である．この説によれば，観察される結果のなかには反応段階で注意の混乱による選択のミスに基づく知覚確率の低下も影響することも想定される．

機械的振動を用いて情報伝達する際に注意しなければならないのは，マスカーの増大に伴ってターゲットの強度を上げなければ信号として知覚できないことである．同時的マスキングにおける一般的傾向は，マスカー個々の強度や振動周波数に関係なくマスカーの呈示空間（すなわち個数）が増大すればターゲットの閾値が増大するという傾向を示し，その個数と閾値上昇との間にはほぼ加算関係が成立する（Craig J.C., 1982[27]）．

10.4 機械的刺激点に対する仮想の定位や運動の知覚

複数の機械的振動子の呈示条件としてSOAや強度，周波数の違いをもたせると，主観的な注目点が特異な運動様態を知覚させる．その1つの例として，空間を隔てて配置された2つの機械的刺激の両方に傾注する際に知覚されるファンタムセンセーション（phantom sensation）と呼ばれる現象がある．もう1つの例として，実際に刺激素子を空間的に動かさなくても，機械的刺激点が他方へ移動

して知覚される仮現運動（apparent movement）と呼ばれる現象がある．これらの現象をうまく利用すると，機械的振動子によって触覚制御が可能となる道も開ける．

10.4.1 ファンタムセンセーション

ファンタムセンセーションはBékésy G.v.（1958）[31]が2つの機械的刺激間の干渉の効果として，刺激の強度差，周波数差，SOAによって，機械的刺激が定位される場所が知覚的に変動することを報告している．具体的には，刺激呈示条件によって次のような現象が生じると報告している．

① 刺激間の距離が大きければ2つの刺激提示部位の近辺に2刺激が別個に知覚される．
② 刺激間の距離が短くなると2つの刺激が融合してその間のある部位にあたかも1つの刺激として定位される．
③ 一方の機械的振動刺激を50Hzで他方を50.3Hzというようにわずかの周波数差を与えると，2個の刺激部位間を1つの刺激がその間で移動して知覚される．

ファンタムセンセーションとして興味あるのは，③の知覚現象がなぜ生起するのかということである．実際にこのような現象を体験するには，刺激に対する注意の集中と熟練を要する．その後の研究として，Alles D.S.（1970）[32]は電気刺激によってもこの現象が生じることを確かめている．

10.4.2 仮現運動

仮現運動は時空間的に距離を隔てて呈示される刺激の一方が他方に統合されてしまう知覚過程において運動を観察できるものである．このような仮想的運動知覚はβ運動とかストロボスコピック運動などとも呼ばれ，視覚や聴覚でも同様に観察できる現象として説明されている．触覚における仮現運動は機械的な圧刺激でも知覚できるが，振動刺激を使うことによってより滑らかで連続的な刺激点の運動を生起させる．

仮現運動の知覚特性は機械的刺激の持続時間，SOA，刺激間の距離，刺激の強

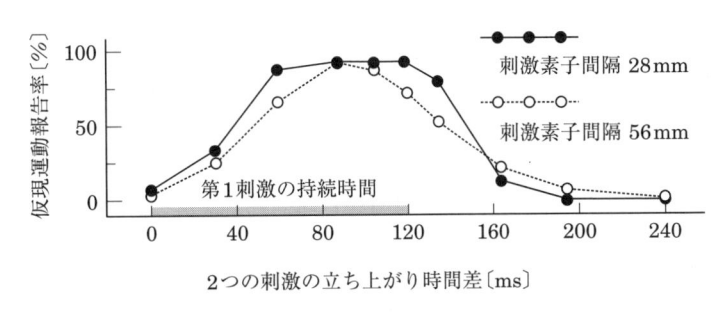

図 10.11 仮現運動の知覚特性（清水豊・斎藤真也（1986）[36]から改編）

度，振動周波数，体の部位などによって相違する（Sherrick C.E. and Rogers R., 1966[33]，Kirman J.H., 1974[34]；Kirman J.H., 1984[35]，清水豊・斎田真也, 1986[36]，斎田真也 ほか, 2004[37]）．図10.11は筆者らが手掌部で調べた仮現運動を知覚する割合をSOAの関係で調べた結果の例である（清水豊・斎田真也, 1986[36]）．2個の刺激は約80Hzで振動させ，どちらの持続時間も120msにした．縦軸は仮現運動の知覚確立を示し，横軸はSOAを意味しているが，同時に第1刺激の持続時間も表示してある．SOAが0の場合には2つの触刺激が同時に発生して運動は知覚されないし，一方，SOAが長ければ刺激が継時的に知覚されて，この条件でも運動知覚は生じない．特に機械的振動刺激の場合には，第1刺激と第2刺激とがSOA上では差をつけるものの，2つの刺激が重なり合う条件において最適仮現運動が認められる．刺激間距離の効果はさほど大きくはない．

　図からわかるように仮現運動の生起にはSOAが重要なパラメータになるが，SOAが違うと以下の知覚特性を示す．

① SOA=0に近い条件では，2つの機械的振動刺激は間隔が隔たっていれば別々の刺激として，間隔が近ければ広がった1個の刺激として知覚される．
② SOAが長くなると2つの刺激は別々に知覚される．
③ 最適仮現運動の時間条件は刺激持続時間の関連する範囲で現れる．

そのうち，
　　a) 刺激持続時間が100msよりも長ければSOAが80〜120msで現れる．

b) 刺激持続時間が100msよりも短い場合にはISIが0場合に観察される.

また, 刺激持続時間の効果については2つの刺激が長いほうが仮現運動を知覚する割合も高くなるが, 第1刺激の持続時間の効果が重要で, それが長いほうがよく観察される. 機械的振動子の周波数の違いについては, 筆者らが指先部位で調べた結果によると200Hzのほうが10Hzの振動よりも良い仮現運動が観察された. さらに, 第1刺激を200Hz, 第2刺激を10Hzとした場合と, その逆の条件での比較を試みた結果では, 2つの刺激が同じ周波数条件よりも観察される確率は低くなったものの, 仮現運動は知覚できた. しかも第2刺激を200Hzにしたほうが仮現運動の効果は高かった. このことから, 仮現運動は異なる機械的受容ユニットを相互に興奮させても生じる特性であることが確かめられた.

点運動以外に形の運動を知覚させる研究もなされている. 例えば, 線パターンの縦, 横, 斜めの運動知覚や, 四角形を拡大するように知覚させた際の時空間条件が調べられている（Kirman J.H., 1984[35]). その結果によると, 形態条件よりも持続時間やSOAの効果のほうが仮現運動にとっては重要な要因になり, 運動の知覚と形態の知覚とは異質なものであることが指摘されている.

10.5 痛覚への影響

痛覚は主に生体防御のために機能する. これを大別すると一過性のものと医学的な対応が必要な臨床痛のものとに区別できる. 一過性痛覚は機械的刺激や電気的刺激, 熱的刺激によって感じられるものであり, 実験室で計測することも可能である. 一方, 臨床痛は生体に損傷が生じた場合に自らが治癒を期待するために生じると解され, 場合によっては医学的な治療が完了しても慢性的に残る場合もあり, 持続性をもった痛みであることを特徴とする. 痛覚研究については東山ら(2000)[38]の詳しい著書があるのでそれを参照されたい.

生理学的研究による痛覚生起の機序は必ずしも解明されているとはいえない. 特に実験で痛覚調べる場合に, 末梢的視点から特定の痛覚受容器が存在するか否かということである. 古くは, すでに図9.1の模式図に示した皮膚に分布する自

由神経終末（Fを示した）が関与するという説があったが，必ずしもそれが刺激されなくても痛みを感じることが指摘されている．そのため，神経線維に注目する研究がなされている．機械的刺激（触圧）の伝達は主に伝導速度の速く太いもの（Aβ繊維と呼ばれる速度が約30～70m/sで太さ5～12μm）であるが，侵害刺激としての伝達は伝導速度が遅く細いもの（Aδ線維と呼ばれる速度が約12～30m/s，太さ2～5μm）であることが動物研究から特定されている（Ganong W.F., 星猛ほか（訳）；1996[39]）．

さらに情報が伝わって，刺激が痛覚である感じるのは脳の知覚系に依存する．痛みになるか否かは脳内の制御機構に依存するといわれ，その解明は必ずしも明らかではないが，ゲートコントロール説（Melzack, R. and Wall, P.D., 中村嘉男（監訳）；1986[40]）と呼ばれるモデルが有力である．この説によると細い神経線維からの信号と太い神経線維からの刺激が，脳内の下行性信号によってゲートとしてどちらかになるかを制御して痛みの知覚になるか否かを弁別する．

心理物理的視点から定義される痛覚とは，刺激強度が増大した場合の知覚閾が上限を超えて痛みを感じる状態を指す．このような限界状態が痛覚閾（pain threshold）である．その閾値は多くの場合，実験的に呈示されても耐えられる状態である．しかし，さらに刺激が強くなると，もはや耐えられなくなる痛みになるが，この状態を耐痛覚（pain tolerance）という．最近では被験者の人権確保のための倫理的問題が重視されるため，実験的に閾値を計測することについては注意が必要である．

刺激強度と痛覚の関係を明らかにするには電気的刺激や熱的刺激に対するものがほとんどであり，機械的刺激に対するデータは少ない．その理由は，機械的刺激の強度をパラメータとして痛覚閾まで刺激を呈示することは電気的刺激や熱的刺激よりも条件制御が難しく，かつ皮膚を損傷してしまう恐れが伴うことによる．電気刺激に対しては刺激強度と痛覚の関係はStevensのベキ関数則に従い，ベキ数はおよそ3.5であることが指摘されている（Lindsay, P.H. and Norman, D.A.（著）1977, 中溝幸男（訳）1983[16]）．Higashiyama A. and Tashiro T.（1989）[41]はこれについてさらに詳しく調べ，呈示する刺激電流の強弱によって勾配が相違

することを示している．

　本章の問題とする機械的振動刺激に対する耐痛閾は圧刺激に関するデータが参考になる（Woodrow K.W. et al., 1972[42]）．それによると性別，年齢，人種によって異なるが，足首（アキレス腱の両側）に痛覚刺激を呈示した場合，米国在住の東洋人男性の耐痛閾はおよその数値として20歳代では1.97kgf/cm^2，女性では1.06 kgf/cm^2，60歳代になると男性が1.62kgf/cm^2，女性が0.96kgf/cm^{2}になり，年齢に伴って低下傾向を示す．

10.6 機械的振動受容の心理特性のまとめ

　本章では機械的振動に対する心理特性を説明した．機械的振動の周波数に対する絶対閾は，機械的受容ユニットの最も良い感度閾をそれぞれ反映したグローバルなU字型曲線になる．周波数特性全体の最も感度が良い部分は約250Hz近辺に現れる．このような特性は刺激素子の大きさ，温度，年齢によって違ってくる．また閾上感度としての刺激強度と知覚強度の関係は，大略Stevensのベキ関数関係で表現されるが，厳密には勾配の異なる2本の関数で近似される．さらに，閾上では刺激に対するマスキングや順応が生じ，また，ファンタムセンセーションや仮現運動を知覚できる特殊な条件もある．これらの条件は次章で説明する機械的振動の応用に利用することもできる．

第11章
機械的振動の応用

　機械的振動を利用することによって情報の伝達や機器制御を実現できる．古くから利用されてきたのが感覚系障害者用に視聴覚情報を代行伝達するという手段である．また，健常者に対しては機械的振動が時空間パラメータを変化させる情報を呈示することができるので，機器の制御や仮想現実感の創出に利用するという道も開けてきた．本章ではこうした応用について解説する．

11.1 感覚代行への応用

11.1.1 感覚代行の概念

　感覚代行とは本来の情報を取得すべき感覚系を別の感覚系によって代行させることを意味する．人間の五感には質的にそれぞれ異なる物理・化学的刺激を受容するという特殊性が備わっている．しかし，本来の感覚機能に障害を受けてしまった場合に，別の感覚によって補綴するという方法論が成立する．視覚障害者が触覚によって点字を読むとか，聴覚障害者が視覚によって手話や口話によって会話するとかいう例は別の感覚による情報を代行的に獲得する手段として古くから実用されている．

　感覚代行を積極的に支援することができるようになったのは近年の科学技術の発展に負うところが大きい．主題とする機械的振動による感覚代行を概念的にま

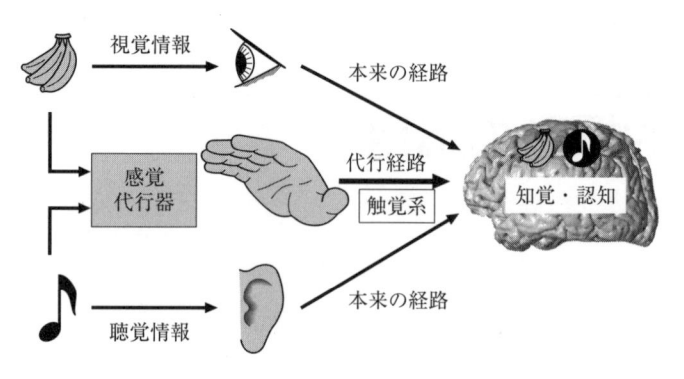

図 11.1　機械的刺激を利用する感覚代行の概念図（清水　豊作成）

とめたものを図11.1に示す．工学的にみれば，代行しようとする視覚や聴覚の情報を機械的振動に信号変換して，生体とインタフェースさせるためのトランスジューサを構築するということである．一方，生体の感覚・認知情報処理という視点からみれば，呈示される情報が本来感覚系を通して得られる情報と整合できるかという問題が有効性を左右する．そのため，機械的刺激が信号としていかにうまく代替情報として認知できるようにエンコードするかが課題になる．詳しくは筆者のWebページを参照されたい[1]．

11.1.2　視覚代行への応用

　機械的振動刺激によって視覚情報の代行を行うシステムの典型は2つあり，どちらも1960年代からの発想である．1つはスタンフォード大学で研究開発が行われ（Bliss T.C. et al., 1970[2]），市販もされていたオプタコン（optical to tactile converter）である．日本での販売はすでに終了している．この装置の原理は，小型イメージセンサーで印刷面を手動で走査しながら撮像し，文字に該当する部分を指先にフィットするように配列された圧電型振動子に呈示する．機械振動子は6列×24行あり，それぞれがおよそ230Hzの周波数で振動して，英数字ならば読書の代行をやってくれる．日本語に対しては使用訓練マニュアルまで完成されたが，複雑な文字型による弁別の難しさや価格の問題があり，その後のスピー

チシンセサイザーの普及によって利用されなくなってしまった．

第2の典型はSmith-Kettlewell視科学研究所でなされた視触変換器（tactile vision substitution system）である（Collins C.C., 1970[3]）．このシステムは晴眼者が視覚的に得ている外界情報をTVカメラで撮像し，その濃淡信号をおよそ60Hzで振動するソレノイド・マトリックスに呈示するものである．ソレノイド素子は歯科診療用椅子の背もたれ部に搭載されたが，携帯型として機械的振動に代わって電気刺激を腹部に呈示するシステムも開発された．この装置によって視覚認知と触覚認知に関する特質を説明する多くの知見が得られたが（Bach-y-Rita P., 1972[5]），実用には至っていない．

こうした2つの典型を手本にして，その後，いくつかの機械的振動を利用する視覚代行器が研究されるようになったが，以下の配慮を必要とする（和気典二・清水豊，1975[4]）．

① 機械的振動子の周波数と振幅：すでに指摘したように周波数に対して振幅の閾値が相違するため，周波数をエンコードするシステムにおいては，一様の強度を呈示するための配慮が必要である．特に圧電型振動子を利用する場合には特定の周波数に共振動点がある．

② 機械的振動子の集積密度：多くのシステムは指先や掌，腕部などに機械的振動を呈示する．その目的のためには振動子の集積密度は高いほうが得策であるが，構造や重量など技術的限界を配慮する必要がある．

③ 知覚特性：機械的振動を確実に知覚するためには知覚化時間が必要である．一方，パターン情報を呈示する場合には振動刺激に対するマスキングが生じることがある．さらに，機械的振動に対する順応対応が必要である．

④ 認知特性：順応や時空間的マスキングの影響を除外するため，呈示情報に時空間的な変動をエンコードする場合には，それに注意を払うための認知的枠組みに適した呈示モードがある（Saida M. and Shimizu Y., 1982[6]）．

一方，能動触によるものはほとんどが卓上型の構成をとる．また，機械的振動を起こさせずにアクチュエータによって接触ピンを浮上させる方式が研究されている（Shinohara M. et al., 1998[7]）．その特徴は触パターンとしてレリーフ像を

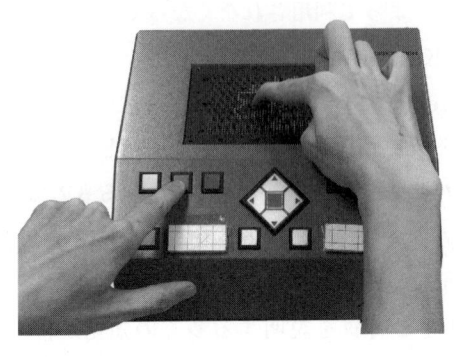

図 11.2 触圧検出機構をもつ触覚グラフィックディスプレイの外観(山本卓ら (2008)[8]を引用)

表現することができるが，3次元触パターン表示に機械的振動機構を付加するには構築上の難しさがあるため実現していない．

　文字情報の獲得は聴覚利用型のスピーチシンセサイザーによるほうがわかりやすい．一方，触覚利用型が有利な場合は，非言語情報であるパターン情報の伝達である．視覚障害者のGUI型パソコン利用における非言語情報を伝達するための，触覚デバイスの研究も進められている（山本卓ら，2008[8]）．現在，最も進んだ装置の特徴はデバイスに押圧アクションを感じさせて，情報呈示と制御という双方向機能を実現する．この機能によって，画面のスクロールやクリック，描画という操作が手指の操作で可能になる．したがって，GUIの特徴とするWYSIWYG (What You See Is What You Get) に代替するWYTIWYG (What You Touch Is What You Get) を実現する触覚デバイスである．図11.2にその外観を示す．また，このデバイスには重点的に提供したい部分が機械的振動を起こすようなソフトウエアが構築されていて，同時に音声キーワードも出力される．

11.1.3　聴覚代行への応用

　Picket J.M. (1963)[9]は機械的振動を聴覚の代行に利用する機器として触知ボコーダ (tactual vocoder) を研究している．現在，ボコーダとはシンセサイザーに使われる原理として有名であるが，本来，周波数帯域の広い波形をいくつ

かの周波数に分割して元の音声を聞きとれるようにした音声データ圧縮技術である．圧縮された音声信号を耳で聴くのではなく，機械的振動にして指に伝えるというものが触知ボコーダである．日本では，北海道大学で吉本，伊福部らが研究開発に携わってきた（吉本千禎，1979 [10]；伊福部達，1999 [11]；伊福部達，2004 [12]）．

聴覚の臨界帯域に合わせて200〜4400Hzまでの音声を16段階の周波数帯域に分割し，各帯域に対応して出てくる信号を16行×3列の機械的振動子を駆動させる．機械的振動は圧電型素子ですべてが200Hzで振動する．その後，Wada C., et al.（1999）[13] は音声情報の各帯域出力の相違を知覚的に明確化するために3列の素子の掃引時間の工夫を行った．しかしながら，この原理では聴覚障害者にとって日常会話に必要な音声情報の獲得は難しく，現在では，聴覚障害に伴う発声・発語のフィードバック訓練用途に道が開かれている．

また，発声・発語の訓練のために特化した装置として横軸方向に音声の第1フォルマントを，一方，縦軸方向に第2フォルマントを呈示する入力方式が考えられている（Shinohara M. and Shimizu Y., 1999 [14]）．この装置は掌にフィットする10×7本の60Hzで振動するソレノイド素子（図11.4参照）が，触パターンを描くように順次，時空間的に変化する触振動パターンを描く．発声・発語の相違に対して特徴的な現れ方をするため，自らの声を耳からフィードバックすることが困難な聴覚障害者が，音声に占める主要な2つのフォルマントを機械的振動パターンで知ることによって学習できる仕組みである．

11.1.4　重複障害支援への応用

視・聴覚に重複の障害をもつ盲ろう者のコミュニケーション支援に機械的刺激を利用する方法がいくつか研究されている．その目的は，盲ろう者と晴眼者，あるいは盲ろう者同士のコミュニケーションを指に呈示する点字によって行おうとするものである（坂尻正次ほか，2003 [15]；久保田竜介ほか，2003 [16]）．指点字は重度視覚障害者が使用している6列×2行の点字1マスを振動モータで表現する．その概念を図11.3に示す．

機械振動子

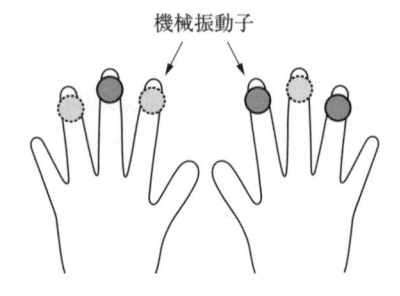

● 機械振動させる素子の例
○ 機械振動させない素子の例

図11.3 盲ろう者用指点字呈示の概念（清水　豊作成）

　指点字はカナ文字に対応するが，点字キーボードの配置に合わせて左右で6本の指の先端上部に振動モータを装着して文字を受信する．一方，使用者の意思表示は手指の下に置かれた点字キーボードよって文字を発信する．パソコンを介すれば点字と普通文字の変換が可能になるので盲ろう者と晴眼者が会話することができる．また，点字の代わりに触覚ディスプレイにカナ文字を呈示する装置もつくられている．指点字の獲得にあたっては時系列的に振動モータが駆動するため，時間的マスキングの影響を避ける呈示時間が必要になる．

11.2 触覚表示と制御システムへの応用

11.2.1 触覚情報表示への利用

　健常者に対しても触覚ディスプレイを利用させる研究がなされている．その目的は，本来の感覚系はそこからの情報獲得に専念させて，注意を喚起する情報を触覚系に呈示するとか，極限環境下において触覚系を積極的に利用する場合に役立てようとする．身体運動を併用するためには，多くが受動触に依存する触覚ディスプレイを使う．したがって，触覚情報提示モードのあり方が重要な問題になる．

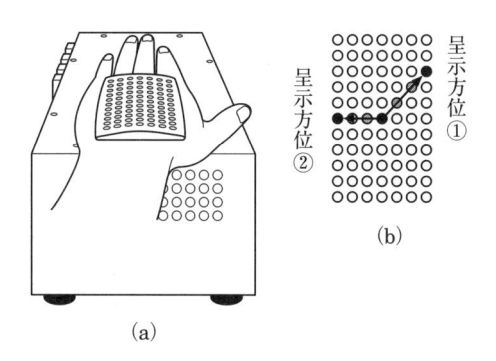

図11.4 情報呈示用の触覚ディスプレイの例（清水 豊作成）

触覚ディスプレイの例を図11.4に示す．これは掌用に7列×10行のソレノイド振動子（約60Hzで振動）を7mm間隔で配置した実験用のものである．月東 充ら（1999）[17]はこの触覚ディスプレイを用いて，仮現運動を発生させて8方向の指示を弁別させる実験を行った．仮現運動の最適条件は10.4.2項で説明したとおりである．被験者は方向指示を的確に理解することができるので注意を喚気される情報を獲得するという目的を達成できる．まだ実験装置としての存在であるが，機械的振動の効果を積極的に取り入れた触覚ディスプレイも展開されている（横井健司ほか，2007[18]）．その狙いは，触覚表示されるパターンの特徴部位を選択的に機械振動させて強調的に情報提示したり，仮現運動を知覚させたりすることにある．

また，情報呈示モードとしてSherrick C.E. and Cholewiak R.W.（1982）[19]が線分やパターンを伝達するためのハプトグラフィックス（Haptographics）と呼ぶ8×8本の機械的振動マトリックスの研究を行ってきた．本来用途として触覚制御を狙ったものであるが，そのため重要な検討事項が呈示信号の時空間モードである．受動触に従う呈示では線分を触覚ディスプレイの一定箇所に振動呈示するモード，上下左右にそれを移動させるモード，機械的振動子を1ピンずつ呈示させていくモード，本来はマトリックス状の触覚ディスプレイで全部の提示が可能であるがあえて狭いスリットから部分を提示するモード，逆にスリットを動か

すモードなど数多く実験されている．

図11.5は触パターンを呈示する代表的なモードを模式化した例である．筆者の実験によると(c)の機械的振動子を1ピンずつ呈示させていく順次呈示モードが最もよく伝達できた（図11.6）．なぜこのような結果になるかについては，(a)モードに対して(b)，(c)モードは触覚呈示の空間分解能は向上するものの，パターンとしての理解は(b)モードよりも(c)モードのほうが認知的枠組みを構成しやすいことによるのではないかと考えられる．

機械的振動を呈示するものではないが，最近では，仮想現実感やテレイグジス

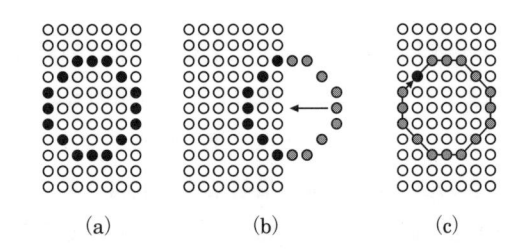

図11.5 触パターン提示モードの例（清水豊作成）

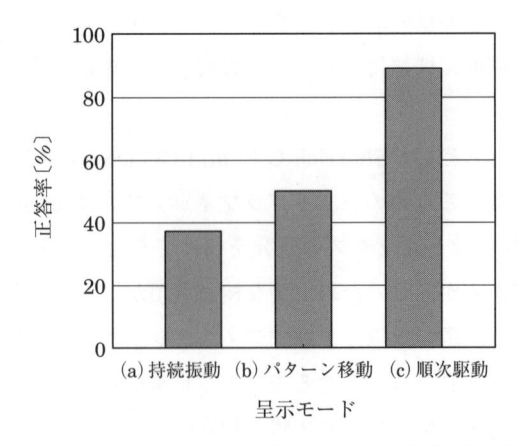

図11.6 触パターン呈示モードの相違による認知特性（清水豊計測結果）

タンスの実現を目的とした各種の触覚デバイスが研究されている．例えば，南澤孝太ら（2008）[20]は仮想的に物体の質量および内部ダイナミクスを提示する触力覚ディスプレイの試作を，池田知純ら（2006）[21]仮想的に棒を振った際に知覚される力覚を生成するディスプレイなどを提案している．これらは受動触ではなく，操作者がハプティックスとして自ら操作を行う際の力覚によって実現できることを特色としている．

11.2.2 システム制御への利用

　システムに入力機構を付加して制御用に触覚デバイスを利用する用途がある．自動車や航空機の操縦のためのトラッキング研究は1970年代に数多くなされていた．その主流は視覚情報表示に基づいてハンドルや操縦桿を操作する際の人間の制御特性を伝達関数で表現し，感覚－運動系協調のダイナミックスを把握することを目的としている．情報獲得系が複雑になった場合を想定して，触覚系の利用まで拡張するという狙いがある．

　このような制御方法には追従型トラッキング（pursuit tracking）と補償型トラッキング（compensatory tracking）とがある．前者は移動する目標そのものが信号として提示されそれに追従する操作を，一方，後者は目標値と制御値の偏差が表示されて偏差量を少なくしようとするトラッキング操作である．すでに指摘したSherrick C.E. and Cholewiak R.W.（1982）[19]のハプトグラフィックスは追従型のトラッキングに触覚ディスプレイを使おうとしたものであるが，好結果を生む制御特性が得られたとはいい難い．

　一方，Hill J.W.（1970）[22]は触覚による制御では補償型トラッキングについては好ましい結果が得られたことを報告している．補償情報は掌や指先，腕，胸や背中などに機械的振動子を提示するが，図11.7はHillが指先の甲部に呈示する概念を機械的振動子によって実現する場合を筆者が模式化したものである．本来，Hillは細いノズルから発するエアージェットを利用しているが，使用する機械的刺激素子の個数を多くしたほうが制御特性が良くなると指摘している．同様に，機械的振動子の場合でも多数使用するほうが制御特性は良くなることが想定できる．

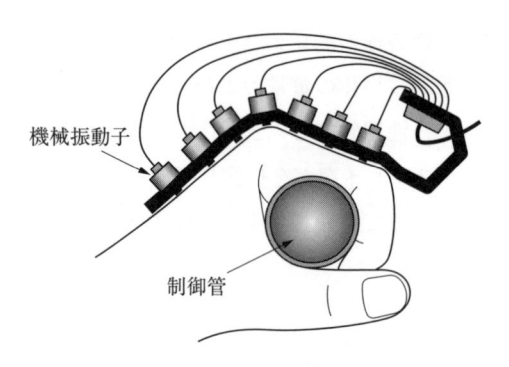

図 11.7 機械的振動をシステム制御に利用する概念の例
（Hill J.W.（1970）[20]）をもとに改編）

システム制御の目的に触覚デバイスを利用するというアイデアは電動車椅子の普及や次世代の安全自動車の用途として，最近，また注目されるようになっている．

11.3 機械的振動応用のまとめ

本章では機械的振動が利用できる応用分野について説明した．実用化されてきた多くは，視覚や聴覚に障害がある人々の情報の代行伝達手段として研究が進められてきたものである．情報技術が進歩した現在においても，特に，重度視覚障害者に対して音声支援として使用するスピーチシンセサイザーの援用が難しい非言語情報としての特質をもつ形状パターンの伝達用途には有用であり，さらに，盲ろうという重複障害をもつ人々への情報伝達手段としての用途も見逃せない．これらの研究から得られた機械的刺激法の知見は健常者用にも触覚情報表示とそれに基づく制御に用途が開ける．また，必ずしも機械的振動を利用する必要はないが，機械的刺激は仮想現実感やテレイグジスタンスの実現を目的とした各種の触覚デバイスの実現にも役立つ．

参考文献

第1章. 第2章
（生理的振戦，振戦，Physiological Tremor, Tremor）
1) Buskirk C.V. and Fink R.A.: Pysiological tremor. An experimental study. *Neurology*, **12**, 361-370, 1962.
2) Friendlander W.J.: Characteristics of postural tremor in normal and in various abnormal states, *Neurology*, **6**, 716-724, 1956.
3) Gottlieb S. and Lippold O.C.J.: The 4-6 Hz tremor during sustained contraction in normal human subjects. *J. Physiol.*, **336**, 499-509, 1983.
4) Halliday A.M. and Redfearn J.W.T.: An analysis of the frequencies of finger tremor in healthy subjects. *J. Physiol.*, **134**, 6000611, 1956.
5) Lippold O.C.J, Redfearn J.W.T., and Vuco, J.: The rhythmical activity of groups of motor units in the voluntary contraction of muscle. *J. Physiol.*, **137**, 473-487, 1957.
6) Lippold O.C.J.: Oscillation in the stretch reflex arc and the origin of rhythmical, 8-12 c/s component of physiological tremor. *J. Physiol.*, **206**, 359-382, 1970.
7) McAuley JH, Rothwell JC, and Marsden CD: Frequency peaks of tremor, muscle vibration and electromyographic activity at 10 Hz, 20 Hz and 40 Hz during human finger muscle contraction may reflect rhythmicities of central neural finger. *Exp. Brain Res.*, **114**, 525-541, 1997.
8) Miao T. and Sakamoto K.: An investigation of stretch reflex in physiological tremor, Electromyogr. *Clin. Neurophysiol.*, **37**, 343-357, 1997.
9) Marsden C.D.: The mechanisms of physiologicaltremor and their significance for pathological tremor, physiological tremor, pathological tremor and clonus,

Prog. *Clin. Neurophysiol.*, **5**, 1-16, 1978.
10) 大江千廣：振戦の基礎と臨床，臨床生理，**4**,7-15, 1974.
11) 大江千廣：ふるえのメカニズム，Clinical Neuroscience, **25**(3), 274-277, 2007.
12) Ohye C. and Narabayashi H.; Physiological study of presumed ventalis in the human thalamus, *J.Neurosurg.*, **50**, 290-279, 1979.
13) Sakamoto K., Miao T., and Arihara M.: Analysis of interaction of spinal and supraspinal reflex pathways involved in physiological tremor, Electromyogr. *Clin. Neurophysiol.*, **38**, 103-113, 1998.
14) 坂本和義，黒川敏弘，山路雄彦，水戸和幸，高野倉雅人：生理的振戦を用いた上肢姿勢保持時の機能評価と肩関節疾患者の機能評価への応用，人間工学，**44**, 151-164, 2008.
15) Schafer E.A., Canney E.L., and Tunstall J.O.: On the rhythm of muscular response to volitional impulses in man. *J. Physiol.*, **7**, 111-117, 1886.
16) Takanokura M. and Sakamoto K.: Physiological tremor of the upper limb Segments, Eur. *J. Appl. Physiol.* **85**, 214-225, 2001.
17) Usui T., Sakamoto K., and Okuno H.: Mechanism of mechanical vibrations in living body and its application to various fields. *Ann. Physiol. Anthropo.*, **3**, 177-193, 1984.
18) 柳沢信夫：ふるえの定義と分類，Clinical Neuroscience, **25**(3), 270-273, 2007.
19) Watanabe A. and Saito M.: Simulation of physiological hand tremor by two-reflex- loop theory, *Biomechanism*, **7**, 32-40, 1984.

(Ballistocardiogram, 心弾動図, BCG)
20) Corti U.A.: Erschuetterungsmessungen am Lebenden, Schweizerische Medizinische Wochenscrift, **22**, 576-581, 1959.
21) Henderson Y.: The mass-movements of the circulation as shown by a recoil curve. *Amer. J. Physiol.*, **14**, 287-298, 1905.
22) 真島英信：生理学，第18版，375頁，文光社，1986.

(マイクロバイブレーション，体表面微小振動，Microvibration (MV), Minor Tremor (MT))
23) Buskirk C.V. and Fink R.A.: Physiological tremor −An experimental study−, *Neurology*, **12**,361-370, 1962.

24) 稲永和豊：身体表面の微細振動, 医学出版社, 1961.
25) 稲永和豊：Microvibration −基礎とその応用−, 医学書院, 1966.
26) 尾崎俊行：〈Microvibration〉生理学的意味, 臨床脳波, **14**, 1-10, 1972.
27) Rohracher H.: Schwingungen in menschlishen organismus. *Anz. D. phil.* **3**, 230-245, 1946.
28) Rohracher H.: Waermehausthalt und Mikrovibration, Acta neuroveg., *Wien*, **2**, 187-200, 1955.
29) 菅野久信, 稲永和豊：こまかいふるえの発生機序, 脳と神経, **10**, 769-780, 1958.
30) 吉井直三郎, 荒井節男, 鈴木重隆：身体表面の微細振動 (Minor Tremor) の体育生理学的研究, 臨床脳波, **3**, 240-244, 1961.

(Shivering, 震え)
31) Denny-Brown D., Gaylor J.B., and Uprus V.: Note on the nature of the motor discharge in shivering, *Brain*, **58**, 233-238, 1935.
32) Horsley V. and Schaefer E.A.: Experiments on the character of the muscular contractions which are evoked by excitation of the various parts of the motor tract, *J. Physiol.*, **7**, 96-110, 1886.
33) Lippold, O.C.J., Redfearn, J.W.T., and Vuco, J.: The influence of afferent and descending pathways on the rhythmical and arrhythmical components of muscular activity in man and the anaesthetized cat, *J. Physiol.*, **146**, 1-9, 1959.
34) Makabe H. and Sakamoto K.: Judgment of disability stages in parkinson disease patients due to pathological tremor of index finger, Electromyogr. *Clin. Neurophysiol.*, **40**, 397-407, 2000.
35) 大江千廣：振戦の神経機序, 神経進歩, **25**, 106-116, 1981.
36) Perkins J.F.: The role of the proprioceptors in shivering, *Am. J. Physiol.*, **145**, 264-271, 1945.
37) Sherrington C.S.: Note on temperature after spinal transection with some observations on shivering. *J. Physiol.* **58**, 405-424, 1924.
38) 島村宗夫：寒冷による「ふるえ」について, 臨床生理, **4**, 35-39, 1974.
39) 柳沢信夫：ふるえの定義と分類, Clinical Neuroscience, **25**(3), 270-273, 2007.

(Mechanomyogram, 筋音図, Muscle sound, MMG)
40) Herroun E.F. and Yeo G.F.: Note on the sound accompanying the single

contraction of skeletal muscle, *J. Physiol.*, **6**, 287-292, 1885.
41) 三田勝己：筋音図法の基礎と応用(1) －概要と計測・解析－, 臨床脳波, **44**, 532-543, 2002.

(その他：脳波, 心電図, 筋電図, 波形解析関係など)
42) 臼井史朗, 伊藤宏司, 三田勝己 (著), 伊藤正美 (監修)：生体信号処理の基礎, 107-167, オーム社, 1985.
43) 長倉三郎ら：理化学辞典, 第5版, 岩波書店, 1998.

第3章
(生理的振戦, 振戦, Physiological Tremor, Tremor)
1) Arihara M. and Sakamoto K.: Contribution of motor unit activity enhanced by acute fatigue to physiological tremor of finger, Electromyogr. *Clin. Neurophysiol.*, **39**, 235- 247, 1999a.
2) Arihara M. and Sakamoto K.: Evaluation of spectral characteristics of physiological tremor of finger based on mechanical model, Electromyogr. *Clin. Neurophysiol.*, **39**, 289- 304, 1999b.
3) Bawa P., Mannard A., Stein R.B.: Predictions and experimental tests of a visco-elastic muscle model using elastic and inertial loads, Biol. *Cybern.*, **22**, 139-145, 1976.
4) Brumlik J.: On the nature of normal tremor, *Neurolpgy*, **12**,159-179, 1962.
5) Buskirk C.V. and Fink R.A.: Pysiological tremor. An experimental study. *Neurology*, **12**, 361-370, 1962.
6) Cannon S.C. and Zahalak G.I.: Reflex feedback in small perturbations of a limb, Proceedings of the American Society of Mechanical Engineerings symposium on biomechanics, *AMD*, **43**, 117-120, 1981.
7) Friendlander W.J.: Characteristics of postural tremor in normal and in various abnormal states, *Neurology*, **6**, 716-724, 1956.
8) Gottlieb S. and Lippold O.C.J.: The 4-6 Hz tremor during sustained contraction in normal human subjects. *J. Physiol.*, **336**, 499-509, 1983.
9) Halliday A.M. and Redfearn J.W.T.: An analysis of the frequencies of finger tremor in healthy subjects. *J. Physiol.*, **134**, 600-611, 1956.
10) Halliday D.M., Conway B.A., Farmer S.F., and Rosenberg J.R.: Load-

independent contributions from motor-unit synchronization to human physiological tremor. *J. Neurophysiol.*, **82**, 664-675, 1999.

11) Hasan Z.: A model of spindle afferent response tomuscle stretch, *J. Neurophysiol.*, **49**, 989-1006, 1983.

12) Hoehn M. and Yahr M.: Parkinsonism: Onset, progression and mortality, *Neurology*, **17**, 427-442, 1967.

13) Horsley V. and Schaefer E.A.: Experiments on the character of the muscular contractions which are evoked by excitation of the various parts of the motor tract, *J. Physiol.*, **7,** 96-110, 1886.

14) 稲永和豊：身体表面の微細振動，医学出版社，1961.

15) Jellinger K.: The pathology of parkinsonism. In Marsden C.D. and Fahn D (ed.), *Movement disorders* **2.**, Betterworths, London, 124-165, 1987.

16) Jenker F.I. and Ward A.A.: Buller reticular formation and tremor, Arch. Neurol. *Psychiat.*, **79**, 489-502, 1953.

17) Kearney R.E. and Hunter I.W.: System identification of human joint dynamics, Crit. Rev. *Biomed. Eng.*, **18**, 55-87, 1990.

18) Lan N. and Crago P.E.: Optimal control of antagonistic muscle stiffness during voluntary movements, Biol. *Cybern* **71**, 123-135, 1994.

19) Lenz F.A. Tatton W.G., and Tasker R.R.: Electromyographic response to displacement of different forelimb joints in squirrel monkey, *J. Neurosci.*, **3**, 783-794, 1983.

20) Lippold O.C.J, Redfearn J.W.T., and Vuco, J.: The rhythmical activity of groups of motor units in the voluntary contraction of muscle. *J. Physiol.*, **137**, 473-487, 1957.

21) Lippold O.C.J.: Oscillation in the stretch reflex arc and the origin of rhythmical, 8-12 c/s component of physiological tremor. *J. Physiol.*, **206**, 359-382, 1970.

22) Makabe H. and Sakamoto K.: Judgment of disability stages in parkinson disease patients due to pathological tremor of index finger, Electromyogr. *Clin. Neurophysiol.*, **40**, 397- 407, 2000.

23) Marsden C.D.: The mechanisms of physiologicaltremor and their significance for pathological tremor, physiological tremor, pathological tremor and clonus. Prog. *Clin. Neurophysiol.*, **5**, 1-16, 1978.

24) Marshall J. and Walsh, E.G.: Physiological tremor. J. Neurol. Neurosurg. Psychiat., **19**, 260-267, 1956.
25) Miao T. and Sakamoto K.: Effects of weight load on physiological tremor: The AR representation, Applied Human Science, **14**, 7-13, 1995a.
26) Miao T. and Sakamoto K.: Monitoring accumulative fatigue of finger by autoregressive modeling of physiological tremor, Applied Human Science, **14**, 29-36, 1995b.
27) Miao T. and Sakamoto K.: Physiological tremor under pseudo-fraction gravity, Applied Human Science, **14**, 37-47, 1995c.
28) Miao T. and Sakamoto K.: An investigation of stretch reflex in physiological tremor, Electromyogr. Clin. Neurophysiol., **37**, 343-357, 1997.
29) McAuley JH, Rothwell JC, and Marsden CD: Frequency peaks of tremor, muscle vibration and electromyographic activity at 10 Hz, 20 Hz and 40 Hz during human finger muscle contraction may reflect rhythmicities of central neural finger. Exp. Brain Res., **114**, 525-541, 1997.
30) 大江千廣：振戦の基礎と臨床，臨床生理, **4**, 7-15, 1974.
31) 大江千廣：ふるえのメカニズム, Clinical Neuroscience, **25** (3), 274-277, 2007.
32) Oguztoreli M.N. and Stein R.B.: The effect of multiple reflex pathways on the oscillations in neuromuscular systems, J. Math. Biol., **3**, 87-101, 1976.
33) Ohye C. and Narabayashi H.; Physiological study of presumed ventalis in the human thalamus, J.Neurosurg., **50**, 290-279, 1979.
34) Rack M.H.: Mechanical and reflex factors in human tremor, Prog. Clin. Neurophysiol. (ed. By Desmedt), **5**, 17-27, 1978.
35) Randall J. and Stiles R.N.: Power spectral analysis of finger acceleration tremor. J. Appl. Physiol., **19**, 357-360, 1964.
36) Sakamoto K., Nishida K., Zhou L., Itakura N, Seki K., and Hamba S.: Characteristics of physiological tremor in five fingers and evaluation of fatigue of fingers in typing. The Annals of Physiological Anthropology, **11**, 61-68, 1992.
37) Sakamoto K., Itakura N, Seki K., Nishida K., and Zhou L.: Study of function of fingers by physiological tremor. J. therm. Biol., **18**, 665-669, 1993.
38) Sakamoto K., Miao T., and Arihara M.: Analysis of interaction of spinal and supraspinal reflex pathways involved in physiological tremor, Electromyogr.

Clin. Neurophysiol., **38**, 103-113, 1998.
39) 坂本和義, 黒川敏弘, 山路雄彦, 水戸和幸, 高野倉雅人：生理的振戦を用いた上肢姿勢保持時の機能評価と肩関節疾患者の機能評価への応用, 人間工学, **44**, 151-164, 2008.
40) Schafer E.A., Canney E.L., and Tunstall J.O.: On the rhythm of muscular response to volitional impulses in man. *J. Physiol.*, **7**, 111-117, 1886.
41) Stein R.B. and Oguztoreli M.N.: tremor and other oscillations in neuromuscular systems, *Biol. Cybern.* **22**, 147-157, 1976.
42) Stiles R.N.: Frequency and displacement amplitude relations for normal hand tremor. *J. Appl. Physiol.*, **40**, 44-54, 1976.
43) Takanokura M. and Sakamoto K.: Physiological tremor of the upper limb segments, Eur. *J. Appl. Physiol.* **85**, 214-225, 2001.
44) Takanokura M., Kokuzawa N and Sakamoto K.: The origins of physiological tremor as deduced from immersion of the finger in various liquids, Eur. *J. Appl. Physiol.* **88**, 29-41, 2002.
45) Takanokura M. and Sakamoto K.: Neuromuscular control of physiological tremor during elastic load, Med. *Sci. Monit.*, **11**, CR143-152, 2005.
46) Takanokura M., Makabe H., Kaneko K., Mito K., and Sakamoto K.: Coordination of the upper-limb segments in physiological tremor with various external loads, Med. *Sci. Monit.*, **13**, CR379-385, 2007.
47) Travis L.E. and Hunter T.A.: Tremor frequencies. *J. Gen. Psychol.*, **5**, 25-260, 1931.
48) 臼井史朗, 伊藤宏司, 三田勝己（著）：生体信号処理の基礎, 107-167, オーム社, 1985.
49) Usui T., Sakamoto K., and Okuno H.: Mechanism of mechanical vibrations in living body and its application to various fields. *Ann. Physiol. Anthropo.*, **3**, 177-193, 1984.
50) Vailancourt DE, Newell KM: Amplitude change in the 8-12, 20-25, and 40Hz oscillations in finger tremor, *Clin. Neurophysiol.*, **111**, 1792-1801, 2000.
51) 柳澤信夫：ふるえの定義と分類, Clinical Neuroscience, **25**(3), 270-273, 2007.
52) Watanabe A. and Saito M.: Simulation of physiological hand tremor by two-reflex- loop theory, *Biomechanism*, **7**, 32-40, 1984.
53) Winters J.M. and Stark L.: Muscle models: what is gained and what is lost by

varying model complexity, *Biol. Cybern.*, **55**, 403-420, 1987.

第4章
(マイクロバイブレーション，体表面微小振動，Microvibration(MV)，Minor Tremor (MT))

1) Buskirk C.V. and Fink R.A.: Physiological tremor －An experimental study－, *Neurology*, **12**, 361-370, 1962.
2) 稲永和豊：身体表面の微細振動，医学出版社，1961.
3) 稲永和豊：Microvibration －基礎とその応用－，医学書院，1966.
4) 五十嵐勝朗：健康小児における頭頂MVによる波形測定，臨床生理，**4**,347-350, 1974.
5) 井上茂夫：Minor Tremorに関する一考察，福岡医学雑誌，**51**,1240-1250, 1960.
6) 伊藤久：覚醒ならびに睡眠時における内光刺激による誘発眼瞼微小振動反応について，日本生理誌，**29**, 628-640, 1967.
7) Ozaki, T., Sato K., Awazu T., Miura K., Honda N., Teramoto S., and Kitajima K.: Some observations on minor tremors related to heart beat, Jap. *J. Physiol.*, **12**, 484, 1962.
8) 尾崎俊行：〈Microvibration〉生理学的意味，臨床脳波，**14**, 1-10, 1972.
9) Rohracher H.: Schwingungen in menschlishen organismus. *Anz. D. phil.* **18**, 230-245, 1946.
10) Sugano H.: Studies on the microvibration, *Kurume Med. J.*, **4**, 97-113, 1957.
11) 菅野久信，稲永和豊，こまかいふるえの発生機序，脳と神経，**10**, 769-780, 1958.
12) Sugano H.: Central effects on minor tremor, Jap. *J. Physiol.*, **13**, 492-499, 1963.
13) 山内育郎：正常人におけるMinor Tremorと脳波の周波数分析の比較的研究，**14**, 169-178, 1962.
14) 山内育郎，蒲池格，稲永和豊：Minor Tremorの季節による推移について，脳と神経，**16**, 101-107, 1964.
15) Usui T., Sakamoto K., and Okuno H.: Mechanism of mechanical vibrations in living body and its application to various fields. *Ann. Physiol. Anthropo.*, **3**, 177-193, 1984.
16) 吉井直三郎，荒井節男，鈴木重隆：身体表面の微細振動（Minor Tremor）の体育生理学的研究，臨床脳波，**3**, 240-244, 1961.

第5章
(Shivering, 震え)

1) Denny-Brown D., Gaylor J.B., and Uprus V.: Note on the nature of the motor discharge in shivering, *Brain*, **58**, 233-238, 1935.
2) Horsley V. and Schaefer E.A.: Experiments on the character of the muscular contractions which are evoked by excitation of the various parts of the motor tract, *J. Physiol.*, **7**, 96-110, 1886.
3) Lippold, O.C.J., Redfearn, J.W.T., and Vuco, J.: The influence of afferent and descending pathways on the rhythmical and arrhythmical components of muscular activity in man and the anaesthetized cat, *J. Physiol.*, **146**, 1-9, 1959.
4) Makabe H. and Sakamoto K.: Judgment of disability stages in parkinson disease patients due to pathological tremor of index finger, Electromyogr. *Clin. Neurophysiol.*, **40**, 397-407, 2000.
5) 大江千廣：振戦の神経機序，神経進歩，**25**, 106-116, 1981.
6) Perkins J.F.: The role of the proprioceptors in shivering, *Am. J. Physiol.*, **145**, 264-271, 1945.
7) Sherrington C.S.: Note on temperature after spinal transection with some observations on shivering. *J. Physiol.* **58**, 405-424, 1924.
8) 島村宗夫：寒冷による「ふるえ」について，臨床生理, **4**, 35-39, 1974.
9) 柳沢信夫：ふるえの定義と分類，Clinical Neuroscience, **25**(3), 270-273, 2007.

第6章
(筋音, muscal sound, mechano-myogram, MMG)

1) 赤滝久美, 伊藤晋彦, 三田勝己, 鈴木伸治, 渡壁誠, 加藤厚生：Muscular sound を用いた脳性麻痺患者の筋機能分析，医用電子と生体工学，**30**, 200-207, 1992.
2) 赤滝久美, 三田勝己：筋音による筋収縮過程の推定，BME **8**, 30-38, 1994.
3) Akataki K, Mita K, Itoh Y: Relationship between mechanomyogram and force during voluntary contractions reinvestigated using spectral decomposition, *Eur J Appl Physiol*, **80**, 173-179, 1999.
4) Akataki K, Mita K, Itoh Y: Repeatability study of mechanomyography in submaximal isometric contractions using coefficient of variation and intraclass correlation coefficient, *Electromyogr Clin Neurophysiol*, **39**, 161-166, 1999.

5) Akataki K, Mita K, Watakabe M: Electromyographic and mechanomyographic estimation of motor unit activation strategy in voluntary force production, *Electromyogr Clin Neurophysol*, **44**, 489-496, 2004.

6) Coburn JW, Housh TJ, Cramer JT, Weir JP, Miller JM, Beck TW, Malek MH, Johnson GO: Mechanomyographic and Electromyographic responses of the vastus medialis muscle during isometric and concentric muscle actions, *J Strength Cond Res*, **19**, 412-420, 2005.

7) Frangioni GV, Kwan-Gett TS, Dobrunz LE, McMahon TA: Mechanism of low-frequency sound production in muscle, *Biophys J*, **51**, 775-783, 1987.

8) Gordon G, Holbourn AHS: The sounds from single motor units in a contracting muscle, *J Physiol*, **107**, 456-464, 1948.

9) 伊東保志, 赤滝久美, 三田勝己:疲労に至る持続性筋収縮における筋活動様式の変化 -筋音図法による解析-, 人間工学, **33**, 175-181, 1997.

10) Matheson GO, Maffey-Ward L, Mooney M, Ladly K, Fung T, Zhang YT: Vibromyography as a quantitative measure of muscle force production, *Scand J Rehabil Med*, **29**, 29-35, 1997.

11) Maton B, Petitjean M, Cnockaert JC: Phonomyogram and electromyogram relationships with isometric force reinvestigated in man, *Eur J Appl Physiol*, **60**, 194-201, 1990.

12) Orizio C: Muscle sound: basis of the introduction of a mechanomyographic signal in muscle studies, *Crit Rev Biomed Eng*, **21**, 201-243, 1993.

13) Orizio C, Gobbo M, Diemont B, Esposito F, Veicsteinas A: The surface mechanomyogram as a tool to describe the influence of fatigue on biceps brachii motor unit activation strategy. Historical basis and novel evidence, *Eur J Appl Physiol*, **90**, 326-336, 2003.

14) Orizio C, Perini R, Diemont B, Maranzana Figini M, Veicsteinas A: Spectral analysis of muscular sound during isometric contraction of biceps brachii, *J Appl Physiol*, **68**, 508-512, 1990.

15) Orizio C, Perini R, Diemont B, Veicsteinas A: Muscle sound and electromyogram spectrum analysis during exhausting contractions in man, *Eur J Appl Physiol*, **65**, 1-7, 1992.

16) Orizio C, Perini R, Veicsteinas A: Changes of muscular sound during sustained isometric contraction up to exhaustion, *J Appl Physiol*, **66**, 1593-1598, 1989.

17) Orizio C, Perini R, Veicsteinas A: Muscular sound and force relationship during isometric contraction in man, *Eur J Appl Physiol*, **58**, 528-553, 1989.
18) Oster G, Jaffe JS: Low frequency sounds from sustained contraction of human skeletal muscle, *Biophys J*, **30**, 119-128, 1980.
19) Stokes MJ, Cooper RG: Muscle sounds during voluntary and stimulated contractions of the human adductor pollicis muscle, *J Appl Physiol*, **72**, 1908-1913, 1992.
20) Stokes MJ, Dalton PA: Acoustic myographic activity increases linearly up to maximal voluntary isometric force in the human quadriceps muscle, *J Neurol Sci*, **101**, 163-167, 1991.
21) Stokes IA, Moffroid MS, Rush S, Haugh LD: Comparison of acoustic and electrical signals from erectores spinae muscles, *Muscle Nerve*, **11**, 331-336, 1988.
22) Yoshitake Y, Moritani T: The muscle sound properties of different muscle fiber types during voluntary and electrically induced contractions, *J Electromyogr Kinesiol*, **9**, 209-217, 1999.
23) Zwarts MJ, Keidel M: Relationship between electrical and vibratory output of muscle during voluntary contraction and fatigue, *Muscle Nerve*, **14**, 756-761, 1991.

第7章

1) Verrillo, R.T. Investigation of some parameters of the cutaneous threshold for vibration. *Journal of Acoustical Society of America*, **34** (11), 1768-1773, 1962.
2) 下条誠，安彦康成，明愛国，金森哉吏：高空間分解能な触覚提示を目指した触覚提示方式の研究．日本機械学会ロボティックス・メカトロニクス講演会 '02 講演論文集，2P2-E09 (1-2), 1992.
3) Collins, C.C.: Tactile television-Mechanical and electrical image projection, Transaction on Man-Machine Systems, *MMS*-11 (1), 65-71, 1970.
4) 和気典二，清水豊：視覚代行システム，計測と制御，**14** (12), 44-52, 1975.
5) Bliss, J.C., Katcher, M.H., Rogers, C.H. and Shepard, R.P.: Optical-to-tactile image conversion for the blind, Transaction on Man-Machine Systems, *MMS*-11 (1), 58-65, 1970.
6) Bliss, J.C., Crane, H.D., Link, S.W., and Townsend, J.T.: Tactile perception of

sequentially presented spatial patterns, *Perception & Psychophysics,* **1**, 125-130, 1966.
7) 阿曽沼樹，松本三千人，和田親宗：顔面への触覚刺激による方向呈示，ヒューマンインタフェース学会論文誌，**8**(4)，65-74，2006.
8) 清水豊，和気典二：感覚代行のための一筆書きによる文字の触認識，人間工学，**19**(2)，91-97，1983.

第8章

1) 市岡正道：体性感覚，新生理学(上)，問田直幹，内薗耕二（編），医学書院，713-758，1977.
2) Gibson, J.J.: Observation of active touch, *Psychological Review*, **69**(6), 477-491, 1962.
3) Loomis, J.M. and Lederman, S.J.: Tactual perception, Handbook of Perception and Human Performance, Vol.II, Cognitive Processes and Performance, (K.R. Boff, L. Kaufman & J.P. Thomas Eds.), Wiley and Sons, New York, Chap. **31**, 31/3-31/4, 1988.

第9章

1) 岩村吉晃，堀哲郎：皮膚の構造．大山正ほか編，新編感覚・知覚心理学ハンドブック，1178-1210，誠信書房，1994.
2) 岩村吉晃：体性感覚野の階層構造，科学，Apr，214-220，1983.
3) 岩村吉晃：タッチ（神経心理学コレクション），医学書院，2001.
4) 篠原正美：触覚の生理学，感覚・知覚の科学「聴覚・触覚・前庭感覚」，内川恵二（編），朝倉書店，102-141，2008.
5) Johansson, R.S., and Vallbo, A.B.: Tactile sensitivity in the human hand: Relative and absolute densities of four type of mechanoreceptive units in glabrous skin, *Journal of Physiology*, **286**(1), 283-300, 1979.
6) Vallbo, A.B. and Johansson, R.S.: Properties of cutaneous mechanoreceptors in the human hand related to touch sensation. *Human Neurobiology*, **3**(1), 3-14, 1984.
7) Bolanowski, S.J., Jr., Gesheider, G.A., Verrillo, R.T., and Checkosky, C.M.: Four channels mediate the mechanical aspects of touch, *Journal of Acoustical Society of America*, **84**(5), 1988.

第10章

1) Mountcastle, V.B., LaMotte, R.H., and Carli, G.: Detection threshold for stimuli in humans and monkey: comparison with threshold events in mechanoreceptors afferent nerve fibers innervating the monkey hand. *Journal of Neurophysiology*, **35** (1), 122-136, 1972.
2) Gescheider, G.A.: Evidence in support of the duplex theory of mechanoreception, *Sensory processes*, **1**, 68-76, 1976.
3) Verrillo, R.T.: Comparison of vibrotactile threshold and suprathreshold responses in men and women, *Perception & Psychophysics*, **26** (1), 20-24, 1979.
4) Bolanowski, S.J., Jr., Gesheider, G.A., Verrillo, R.T., and Checkosky, C.M.: Four channels mediate the mechanical aspects of touch, *Journal of Acoustical Society of America*, **84** (5), 1988.
5) 宮岡徹：触感覚，大山正ほか編，新編感覚知覚ハンドブック，誠信書房，1226-1237, 1994.
6) Verrillo, R.T.: Effect of contactor area on the vibrotactile threshold, *Journal of Acoustical Society of America*, **35** (12), 1962-1966, 1963.
7) Gescheider, G.A., Bolanowski, S.J., and Hardick, K.R.: The frequency selectivity of information-processing channels in the tactile sensory system. *Somatosensory & Motor Research*, **18** (3), 191-201, 2001.
8) Bolanowski, S.J., Jr. and Verrillo, R.T.: Temperature criterion effects in a somatosensory subsystem: a neurophysiological and psychological study, *Journal of Neurophysiology*, **48** (3), 836-855, 1982.
9) Verrillo, R.T., and Bolanowski, S.J., Jr.: The effects of skin temperature on the psychophysical responses to vibration on glabrous and hairy skin, *Journal of Acoustical Society of America*, **80** (2), 528-532, 1986.
10) Verrillo, R.T.: Change in vibrotactile thresholds as a function of age. *Sensory Processes*, **3**, 49-59, 1979.
11) Verrillo, R. T.: Age related changes in the sensitivity to vibration. *Journal of Gerontology*, **35** (2), 185-193, 1980.
12) Gescheider, G.A.: Some comparison between touch and hearing. IEEE Transactions, Man-Machine Systems, *MMS-11* (1), 28-53, 1970.
13) Craig, J.C. and Johnson, K.O.: The two point threshold: Not a measure of

tactile spatial sensitivity, *Current Directions in Physiological science*, **9** (1), 29-32, 2000.
14) Loomis, J.M.: An investigation of tactile hyperacuity. *Sensory Processes*, **3**, 289-302, 1979.
15) Johnson, K.O., and Phillips, J.R.: Tactile spatial resolution. I. Two-point discrimination, gap detection, grating resolution, and letter recognition. *Journal of Neurophysiology*, **46** (6), 1177-1191, 1981.
16) Lindsay, P.H. and Norman, D.A.(著 1977), 中溝幸男 (翻訳)：情報処理心理学入門1, 感覚と知覚, サイエンス社, 1983.
17) Verrillo, R.T.: Comparison of vibrotactile threshold and suprathreshold responses in men and women, *Perception & Psychophysics*, **26** (1), 20-24, 1979.
18) Verrillo, R.T.: Effects of aging on the suprathreshold responses to vibration, *Perception & Psychophysics*, **32** (1), 61-68, 1982.
19) Verrillo, R.T.: Temporal summation in vibrotactile sensitivity. *Journal of Acoustical Society of America*, **37** (5), 843-842, 1965.
20) Gescheider, G.A., Bolanowski, S.J., Pope, J.V. and Verrillo, R.T.: A four analysis of the tactile sensitivity of the fingertip: frequency selectivity, spatial summation, and temporal summation. *Somatosensory & Motor Research*, **19** (2), 114-124, 2002.
21) Verrillo, R.T. and Gescheider, G.A.: Enhancement and summation in the perception of two successive vibrotactile stimuli. *Perception & Psychophysics*, **18**(2), 128-136, 1975.
22) Verrillo, R.T.: Effect of contactor area on the vibrotactile threshold. *Journal of Acoustical Society of America*, **35** (12), 1962-1966, 1963.
23) Verrillo, R.T.: Vibrotactile intensity scaling at several body sites, Cutaneous communication systems and devices, F.A. Geldard(Ed.), Psychonomic Society, Austin, Tex., 9-14, 1973.
24) Green, B.G., and Craig, J.C.: The roles of vibration amplitude and static force in vibrotactile spatial summation, *Perception & Psychophysics*, **16**(3), 503-507, 1974.
25) Verrillo, R.T. and Capraro, A.J.: Effect of extrinsic noise on vibrotactile information processing channels. *Perception & Psychophysics*, **18** (2), 88-94,

1975.
26) Hahn, J.F.: Vibrotactile adaptation and recovery measured by two method. *Journal of Experimental Psychology*, **71**(5), 655-658, 1966.
27) Craig, J.C.: Temporal integration of vibrotactile patters, *Perception & Psychophysics*, **32**(3), 219-229, 1982.
28) Gescheider, G.A., Sklar, B.F., Van Doren, C.L., and Verrillo, R.T.: Vibrotactile forward masking: Psychophysical evidence for a triplex theory of mechanoreception, *Journal of Acoustical Society of America*, **78**(2), 534-543, 1985.
29) Evans, P.M.: Vibrotactile masking: Temporal integration, persistence, and strength of representations. *Perception & Psychophysics*, **42**(6), 515-525, 1987.
30) Craig, J.C.: Processing sequential tactile patterns : Effects of neutral stimulus. *Perception & Psychophysics*, **62**(3), 596-606, 2000.
31) Békésy, G.v.: Funneling in the nervous system and its role in loudness and sensation intensity on the skin. *Journal of Acoustical Society of America*, **30**(5), 399-412, 1958.
32) Alles, D.S.: Information transmission by phantom sensation, IEEE Transactions, Man-Machine Systems, *MMS*-**11**(1), 85-91, 1970.
33) Sherrick, C.E. and Rogers, R.: Apparent haptic movement, *Perception & Psychophysics*, **1**, 175-180, 1966.
34) Kirman, J.H.: Tactile apparent movement: The effects of interstimulus onset interval and stimulus duration. *Perception & Psychophysics*, **15**(1), 1-6, 1974.
35) Kirman, J.H.: Tactile apparent movement: The effects of shape and type of motion. *Perception & Psychophysics*, **34**(1), 96-102, 1984.
36) 清水豊, 斎田真也：手掌部における仮現運動の発生条件, 製品科学研究所報告, **105**, 9-13, 1986.
37) 斎田真也, 清水豊, 和気典二：触覚による仮現運動：視覚経験及び視覚系が及ぼす影響, 人間生活支援工学会誌, **4**(1), 38-47, 2004.
38) 東山篤規, 宮岡徹, 谷口俊治, 佐藤愛子：触覚と痛み, ブレーン出版, 2000.
39) Ganong, W.F.: Review of medical physiology(17th ed.), East Norwalk, Connecticut, Appleton & Lange, 星猛ほか(訳), 医学生理学展望, 丸善, 1996.
40) Melzack, R. and Wall, P.D.: The challenge of pain. Hamondsworth, Penguin

Book, 中村嘉男 (監訳), 痛みへの挑戦, 誠信書房, 163-236, 1986.
41) Higashiyama, A., and Tashiro, T.: Magnitude estimates for electrical pulses : Evidence for two neural mechanisms, *Perception & Psychophysics*, **45**(6), 537-549, 1989.
42) Woodrow, K.W., Friedman, G.D., Siegelaub, A.B., and Collen, M.F.: Pain tolerance : Differences according to age, sex and race, *Psychosomatic Medicine*, **34**(6), 548-556, 1972.

第11章

1) 清水豊：触覚情報機器の設計支援, 科学研究費補助金, 基礎研究 (B-2) 課題番号 06452407 報告書, 1997.
http://ushiku2.se.uec.ac.jp/~shimizu/research/kaken/home.html, 2004.
2) Bliss, J.C., Katcher, M.H., Rogers, C.H. and Shepard, R.P.: Optical-to-tactile image conversion for the blind, Transaction on Man-Machine System, *MMS*-**11**(1), 58-65, 1970.
3) Collins, C.C.: Tactile television-Mechanical and electrical imageprojection, Transaction on Man-Machine Systems, *MMS*-**11**(1), 65-71, 1970.
4) 和気典二, 清水豊：視覚代行システム, 計測と制御, **14**(12), 44-52, 1975.
5) Bach-y-Rita, P.: Brain Mechanisms in Sensory Substitution, Academic Press, New York and London, 1972.
6) Saida, S., and Shimizu, Y.: Computer-controlled TVSS and some characteristics of vibrotactile letter recognition. *Perceptual and MotorSkills*, **55**(3), 651-653, 1982.
7) Shinihara, M, Shimizu, Y, and Mochizuki, A.: Three-dimensional tactile display for the blind, IEEE Transactions on Rehabilitation Engineering, **6**(3), 249-256, 1998.
8) 山本卓, 内田優典, 島田茂伸, 篠原正美, 下条誠, 清水豊：インタラクティブ型触覚グラフィックディスプレイのユーザインタフェース向上とその応用, 日本VR学会論文誌, **13**(1), 49-58, 2008.
9) Pickett J.M., and Pickett, B.H.: Communication of Speech Sounds by a Tactual Vocoder, *Journal of Speech and Hearing Research*, Sep (10), 207-222, 1963.
10) 吉本千禎：指で聴く, 北海道大学図書刊行会, 1979.
11) 伊福部達：聴覚障害と音声コミュニケーション, 聴覚障害と音声コミュニケーショ

ン,電気学会誌,119, 11: 679-681, 1999.
12) 伊福部達:福祉工学の挑戦,中公新書,中央公論社,2004.
13) Wada, C., Shoji, H. and Ifukube, T.: Development and evaluation of a tactile display for a tactile vocoder, *Technology and Disability*, **11**(3), 151-160, 1999.
14) Shinohara, M. and Shimizu, Y.: Research and development of assistive technology for persons with sensory disabilities in Japan, **2**(2), 22-36, 1993.
15) 坂尻正次,伊藤和幸,岡田伸一,富田英雄,伊福部達:盲ろう者のためのカナ呈示触覚ディスプレイシステムの開発,ヒューマンインタフェース学会論文誌,**5**(4), 455-464, 2003.
16) 久保田竜介,北島律之,竹田仰:盲聾者のためのコミュニケーションエイドの開発(福祉と言語処理,一般),電子情報通信学会技術研究報告.NLC,言語理解とコミュニケーション,**103**(115)13-18, 2003.
17) 月東充,藤本浩志,篠原正美:触覚を用いた手掌への方向呈示法の検討-刺激受容姿勢と応答規則が方向識別に及ぼす影響,電子情報通信学会論文誌,VOL.**82-A**(10), 1652-1656, 1999.
18) 横井健司,和氣典二,和氣洋美,斎田真也:触覚研究のための高性能触覚ディスプレイの開発,第33回感覚代行シンポジウム論文集,感覚代行研究会,51-54, 2007.
19) Sherrick, C.E., and Cholewiak, R.W.: Haptographics: Pursuit tracking on a tactile matrix. In A.R. & J.H. Potvin(Eds.)Frontiers in Engineering and Health Care 1982. New York: IEEE Publications, 352-354, 1982.
20) 南澤孝太,深町聡一郎,梶本裕之,川上直樹,舘暲:バーチャルな物体の質量および内部ダイナミクスを提示する装着型触力覚ディスプレイ,日本VR学会論文誌,**13**(1), 15-24, 2008.
21) 池田知純,松田英夫,中村友基,塩田泰仁,坂本和義,清水豊:ダイナミックタッチへの見掛けの慣性モーメントを利用した触覚情報の呈示方法,電子情報通信学会論文誌,**J89**-D(6), 1403-1412, 2006.
22) Hill, J.W.: A describing function analysis of tracking performance using two tactile displays, IEEE Transactions on Man-Machine Systems, *MMS*-**11**(1), 92-100, 1970.

索　引

■ 英数字

4チャンネルモデル説　*110*
ARモデル　*24, 34*
GUI型パソコン　*138*
ISI　*124, 128, 132*
MMT　*59*
MV　*4, 7, 79*
Non-REM　*76*
NRT　*59*
REM睡眠　*76*
SL　*121*
SOA　*120, 127, 129, 131*
Stevensのベキ関数則　*120, 121, 133*
TP(%)　*27*
TVSS　*100*
U字型曲線　*112, 114, 134*
α神経線維　*68*
β運動　*130*
γ運動系　*68*

■ あ行

アクチュエータ　*98, 99, 100, 137*
圧覚　*106*
圧刺激　*134*
圧電型振動子　*136*
圧電型センサー　*10*
圧電型素子　*139*
圧電型のアクチュエータ　*101*
圧電効果　*101*
安静時振戦　*16, 80*

椅座位　*70*
一過性痛覚　*132*
飲酒　*75*

ウォータージェット方式　*102*
運動時振戦　*80*
運動神経路　*49*
運動単位　*91, 92, 94*

遠心性神経系　*47*
遠心性神経路　*49*

遅れ時間　*54*
オプタコン　*136*
温度覚　*104*

■ か行

仮現運動　*130, 132, 134, 141*
加振機　*99*

仮想現実	97	筋・関節覚	105
仮想現実感	135, 142, 144	筋音	1, 3
仮想的運動知覚	130	筋音図	4, 5, 7, 88
加速度感度	62	近接覚	106
活動時振戦	81	筋電図	5, 21, 33, 37
加齢	117	筋の機械的活動	87
過労	41	筋の機械的項	59
感覚機構論	129	筋の機械的振動説	14
感覚持続性	123	筋疲労	38
感覚尺度	118	筋紡錘	47, 48
感覚神経路	49		
感覚代行	97, 135	空間加重	123, 125, 126
眼球電位図	5	空間加重効果	115, 125
眼瞼	71	空間条件	118
眼瞼MV	76	空間的配置	103
慣性モーメント	50, 60	空間分解能	118, 119, 142
関節疾患	12	空間弁別能	119
関節の硬さ係数	51, 62	空気圧方式	102
関節の摩擦係数	62	駆動力	50
眼輪筋	74		
		継時的2点弁別閾	119
機械システム	48	継続的マスキング	127
機械的刺激間の干渉の効果	130	形態条件	132
機械的受容ユニット		ゲートコントロール説	133
	99, 109, 110, 111, 113, 125, 132, 134		
機械的振動	2, 97, 98	高速フーリエ変換	24
機械的振動子	99, 143		
機械的振動説	13	■ さ行	
機械的振動の感度	111		
機械的振動の生成	100	最適仮現運動	131
機械的振動の生成法	103		
機械的振動の絶対閾	117	視覚認知	137
機械的振動パターン	139	時間加重	123, 125
機械反射成分	36	時間条件	118
気球	29	時間弁別	118
気球実験	29	時空間条件	132
拮抗筋	49	時空間モード	141
企図振戦	81	シグモイド関数	54
逆向マスキング	128	刺激間の時間的統合説	129
休止時振戦	81	刺激強度	118, 121
求心経路	107	刺激持続時間	132
求心性神経	47	刺激定位の弁別閾	119
求心性神経路	49	自己回帰モデル	24, 34
仰臥位	70	視床Vim核	85
共振点	102	視触変換器	137

姿勢時振戦	80	振戦発生のモデル	46
姿勢振戦	16	振戦発生方程式	13
姿勢保持	25	振戦発生モデルの方程式	50
質量ばねモデル	36	振戦方程式	60
重症度	43	心臓摘出	69
自由神経終末	132	心弾動図	4, 7
周波数	103	心弾動図説	13, 15
周波数感度	98	伸張反射	36, 50
周波数追従性	99	心電図	5
周波数の絶対閾	99	振動覚	104, 115, 118, 122
重量負荷実験	21	振動覚の閾値	116
重力モーメント	51	振動感	104, 108, 114
主観的閾値	126	振動感度	99
主観的尺度	120	振動検知特性	97
主観的尺度構成	127	振動子	99
主観的尺度値	127	振動周波数	100
主観的な強度閾	120	振動振幅	112
手指の振戦	16	振動特性	99
主動筋	49	振動ピン	99
受動触	105, 106, 110	振動モータ	100, 139, 140
受動的触知	99	真皮	107
受容野	109, 115, 123, 125	深部感覚	105
受容ユニット	112	振幅	99, 100, 103
順向マスキング	128	振幅の閾値	137
順応	108, 112, 125, 127, 127, 134	振幅変位	99
準無重力状態	28		
上位中枢経路	48	水圧	26
上位中枢説	13, 14	随意運動	50
上肢の振戦	19	睡眠	76
触圧覚	104	ストロボスコピック運動	130
触受容器	104, 110		
触受容細胞	107	生物電気	7
触知ボコーダ	138	生理的振戦	1, 3, 4, 7, 12, 13, 80
触覚ディスプレイ	140, 141	脊髄経路	48
触覚デバイス	143, 144, 144	脊髄反射説	13
触覚認知	137	接触子	114, 125
触覚の仮現運動	100	接触刺激	85
触覚利用型	138	接触子の温度	116
除波化	38	絶対閾	113, 117, 124, 126, 134
心因性振戦	81	センサー	9
神経線維	107, 108, 110, 112, 123, 133	浅指屈筋	49
神経反射項	59	全身振動	1, 3, 4, 5
浸水実験	26		
振戦	12, 43	総指伸筋	24, 33, 37, 49
振戦の理論的研究	46	増幅度	54

双方向機能　　138
速度感度　　62
ソレノイド　　137
ソレノイド振動子　　100
ソレノイド素子　　137, 139

■ た行

第3のピーク　　34
代行伝達　　135, 144
耐痛閾　　133, 134
体表感覚　　105
タイピング　　41
タイピング作業　　41
タイプ作業　　73
タッピング　　39
タッピング作業　　39
弾性要素　　49
弾性率　　47
弾性力　　33

知覚閾　　98, 113, 118, 124, 126, 127, 133
知覚化時間　　137
知覚強度　　121
知覚的絶対閾　　127
知覚量　　120
聴覚利用型　　138
張力負荷　　33
張力要素　　48, 49

追従型トラッキング　　143
痛覚　　104, 132
痛覚閾　　133

呈示モード　　137
テレイグジスタンス　　142, 144
電気覚　　104
電気刺激　　85, 130
電気的刺激　　132
電気的振動　　2

同時2点弁別閾　　119
同時呈示　　120
同時的マスキング　　127
等尺性収縮　　39, 90, 92, 93

等張性収縮　　39
トータルパワー　　18
トータルパワー比率　　27
ドーパミン　　82
トランスジューサ　　136

■ な行

ニュートン・コーツ式　　59
認知処理論　　129
認知的枠組み　　137, 142

熱的刺激　　132
粘性　　127
粘性度　　28
粘性要素　　49
粘性率　　47
粘性力　　26
粘弾性要素　　61

能動触　　105, 106
能動的触知　　98
脳波　　5

■ は行

パーキンソン症　　7, 43, 81
パチニ小体　　110, 112, 116, 123, 124, 125
発火頻度　　92
ばね負荷　　33
ばね負荷実験　　33
ハプティック・デバイス　　97
ハプティック知覚　　105
ハプトグラフィックス　　141, 143
パワースペクトル　　16

非パチニ受容器　　124, 125
皮膚受容感覚　　105
皮膚受容器　　107
皮膚の弾性　　127
皮膚の無毛部　　107
微分演算記号　　55
表皮　　107
表面張力　　26
病理の振戦　　6, 13

疲労　37

ファントムセンセーション　129, 134
フーリエ変換　16
浮力　26, 29
ふるえ　1
震え　1, 3, 4, 80
分解能　118

ヘリウムガス　29
変位　99

拇指球　70, 75, 114, 124
補償型トラッキング　143
本態性振戦　81, 82

■ ま行

マイクロバイブレーション　1, 3, 4, 67
マイスネル小体　110, 112
マイナートレモー　67
マグニチュード再生法　121
マグニチュード推定法　121, 122
摩擦係数　50
マスカー刺激による妨害説　129
マスキング　127, 134

メルケル細胞　111
モーメント　50

■ や行

薬物効果　75

指先　114
指点字　139
指に発生する力　50
指の疲労　38
指の変動角度　50

■ ら行

力覚　106
立位　70

ルフィニ終末　111

老人性振戦　82
労働設計　41

■ わ行

ワープロ作業　41

【著者紹介】

坂本和義（さかもと・かずよし）
 1964年 電気通信大学電気通信大学部卒業
 1970年 東京教育大学理学研究科博士課程修了
     理学博士（1970）
 職　歴 電気通信大学教授（1987），電気通信大学名誉教授（2006）
 現　在 電気通信大学 産学官連携センター 特任教授
 研　究 生体情報の取得と発生メカニズム（生理的振戦，瞬目，固視微動，筋線維伝導速度など）
 著　書 『高圧生理学』（共著）朝倉書店，1988
     『日本人の辞典』（共著）[9.日本人の振動感覚] 朝倉書店，2003
     『人間の許容限界事典』（共著）朝倉書店，2005

清水豊（しみず・ゆたか）
 1969年 電気通信大学大学院電気通信学研究科修士課程修了
     工学博士（1982）
 職　歴 電気通信大学助手，工業技術院製品科学研究所（1976～1991）
     筑波技術短期大学電子情報学科教授（1991）
     電気通信大学電気通信学部教授（2002）
 現　在 筑波技術大学名誉教授
 研　究 おもに，福祉機器，感覚代行，ヒューマンインタフェースの研究
 著　書 『視覚障害とその代行技術』（共著）名古屋大学出版会，1984
     『人間の許容限界事典』（共著）朝倉書店，2005
     『聴覚・触覚・前庭感覚〈感覚・知覚の科学〉』（共著）朝倉書店，2008

水戸和幸（みと・かずゆき）
 1997年 電気通信大学電気通信学部卒業
 1999年 電気通信大学大学院電気通信学研究科博士前期課程修了
 2002年 電気通信大学大学院電気通信学研究科博士後期課程修了
     博士（工学）（2002）
 現　職 電気通信大学電気通信学部准教授
 研　究 主として，人間の運動機能評価に関する研究に従事。International Society of Electrophysiology and Kinesiology，バイオメカニズム学会，日本人間工学会，電子情報通信学会，日本福祉工学会，日本感性工学会会員
 著　書 『人間の許容限界事典』（共著）朝倉書店，2005

高野倉雅人（たかのくら・まさと）
 1996年 電気通信大学電気通信学部卒業
 1998年 電気通信大学大学院電気通信学研究科博士前期課程修了
 2001年 電気通信大学大学院電気通信学研究科博士後期課程修了
     博士（工学）（2001）
 現　職 神奈川大学工学部情報システム創成学科助教
 研　究 生体情報の取得と発生メカニズム（生理的振戦，筋電図など），バイオメカニクス，福祉・生活支援工学
 著　書 『人間の許容限界事典』（共著）朝倉書店，2005

【バイオメカニズム・ライブラリー】
生体のふるえと振動知覚
メカニカルバイブレーションの機能評価

2009年5月30日　第1版1刷発行　　　　ISBN 978-4-501-32700-2 C3047

編　者	バイオメカニズム学会
著　者	坂本和義・清水豊・水戸和幸・高野倉雅人
	©Society of Biomechanisms Japan 2009
発行所	学校法人 東京電機大学　〒101-8457　東京都千代田区神田錦町2-2
	東京電機大学出版局　Tel. 03-5280-3433（営業）03-5280-3422（編集）
	Fax. 03-5280-3563　振替口座 00160-5-71715
	http://www.tdupress.jp/

JCLS <(株)日本著作出版権管理システム委託出版物>
本書の全部または一部を無断で複写複製（コピー）することは，著作権法上での例外を除いて禁じられています．本書からの複写を希望される場合は，そのつど事前に，(株)日本著作出版権管理システムの許諾を得てください．
［連絡先］Tel. 03-3817-5670, Fax. 03-3815-8199, E-mail: info@jcls.co.jp

印刷：三立工芸㈱　　製本：渡辺製本㈱　　装丁：右澤康之
落丁・乱丁本はお取り替えいたします．　　　　　Printed in Japan